MANUAL DE PUNTOS DE ACUPUNTURA

Otros títulos de Deborah Bleecker

Acupresión De Forma Simple

MANUAL
DE PUNTOS
DE ACUPUNTURA

Una guía del paciente para las ubicaciones y funciones de más de 400 puntos de acupuntura

Deborah Bleecker, LAc, MSOM

Aviso legal

Este libro contiene las opiniones y las ideas de la autora. Tiene la intención de proporcionar material útil e informativo sobre los temas abordados. Se vende con el entendimiento de que la autora y la editorial no pretenden prestar servicios o consejos médicos, de salud, psicológicos o de cualquier otro tipo en el libro. Si el lector necesita asistencia o consejo personal, médico, de salud o de otro tipo, debe consultar con un profesional competente.

La autora y la editorial renuncian a cualquier responsabilidad por cualquier inconveniente, pérdida o riesgo, tanto personal como de cualquier otro tipo, que ocurra como consecuencia directa o indirecta del uso y aplicación de los contenidos de este libro.

ISBN 978-1-940146-87-4
Draycott Publishing, LLC

Contenido

La salud es la verdadera riqueza, y no las monedas de oro y plata.

Mahatma Gandhi

Introducción

Este libro ha sido escrito para las personas interesadas en saber cómo funciona la acupuntura. Para entender la acupuntura, necesitas entender cómo funciona cada punto. Cada punto de acupuntura tiene muchas funciones diferentes. Todos regulan el cuerpo y restauran su funcionamiento normal.

Si bien he incluido información sobre la teoría de la medicina china, no es necesario que entiendas completamente sobre la medicina china para beneficiarte de este libro. Cada punto se explica completamente tanto en la teoría de la medicina china, como en la teoría de la medicina occidental.

Hay más de 400 puntos de acupuntura en este libro. Fácilmente pude haber incluido 800. Existen tantos tipos de acupuntura y tantas maneras de usar los puntos de acupuntura, que el tema es, realmente, inagotable.

Imágenes de meridianos

Las imágenes de meridianos que están al comienzo de cada sección de meridiano incluyen los números de los puntos. Debido a la cantidad de puntos en algunas áreas, no siempre fue posible enumerar todos los puntos en esas imágenes de meridianos. Para unas ubicaciones más precisas, revisa los puntos individuales. También incluí imágenes que muestran cómo ubicar algunos de los puntos más comúnmente usados.

Acupresión

Si te gustaría tratarte con acupresión, he incluido una explicación de cómo tratarte por tu cuenta de forma efectiva. Por favor, ten en cuenta que existe mucha información incorrecta en internet. Pídele siempre sus credenciales a la persona que te está asesorando. El problema no es que te lastimarás por un consejo que no es correcto, sino que podrías concluir que la acupresión no funciona.

Acude a un acupunturista certificado, un Lac

Si te gustaría recibir acupuntura, lo mejor es que busques a un acupunturista certificado (LAc, siglas en inglés). Para tener una licencia del estado, un acupunturista debe haberse graduado de una escuela de acupuntura, la cual es un programa de nivel de graduado. Un acupunturista certificado tiene un título en Medicina Oriental.

Yo tengo una Maestría en Ciencias en Medicina Oriental, o MSOM. Otros acupunturistas pudieran tener diferentes tipos de títulos, pero el objetivo es encontrar a alguien que haya estudiado medicina china durante tres o cuatro años en la universidad. Esto te garantizará la mejor atención posible. La medicina oriental incluye todos los aspectos de la medicina china, como medicina china herbal, acupuntura, Gua Sha, ventosaterapia ("cupping"), moxibustión y Tui Na, el masaje terapéutico chino.

Funciones de los puntos

He elegido las funciones y síntomas asociados a los puntos más comúnmente usados. Compilé información de múltiples fuentes. Incluí cómo funcionan los puntos en términos de la medicina china en algunos casos en los que es importante saberlo. Pero en la mayoría de los casos, las funciones están explicadas usando términos de la medicina moderna.

Listas puntuadas para los principales puntos de acupuntura

Los puntos de acupuntura más comúnmente usados son, típicamente, los puntos que tienen más indicaciones o funciones. He señalado cuáles son los puntos comúnmente usados presentando la indicación en una lista puntuada.

Los puntos principales tienen, a menudo, muchas funciones y son mucho más fuertes que los otros puntos del meridiano. También existen algunos puntos que casi nunca se usan. Estos pudieran usarse para tratar el dolor, combinándolos con otros puntos del meridiano, pero es menos probable que se usen para tratar males internos.

Acupuntura increíble

Puede que te cueste creer que los puntos hacen lo que se indica que hacen, y no eres la única persona en sentirse así. Siempre es sorprendente, y después de 20 años estudiando acupuntura, sigo descubriendo nuevos puntos y nuevas formas de usar los puntos que ya conocía desde hace dos décadas.

La medicina china es muy rica y sigue creciendo tras más de 2,000 años de uso. Aunque la investigación moderna todavía no ha podido explicar cómo funciona la acupuntura, se ha demostrado que funciona como la forma primaria de medicina en China durante miles de años. Puede sanar cosas que la medicina moderna no puede, porque ayuda a tu cuerpo a curarse a sí mismo. La acupuntura restaura el funcionamiento saludable del cuerpo. Si alguna vez has estado saludable, tu cuerpo sabe cómo sanarse. Solo necesita un estímulo que lo impulse a sanarse.

Ubicación de puntos

La mayoría de los puntos de acupuntura están ubicados a ambos lados del cuerpo. Puedes tratar cualquiera de los lados. Algunos puntos están ubicados en el medio del cuerpo, como el meridiano Ren o el meridiano Du, y hay puntos especiales que solo se tratan de un lado.

Acupuntura durante el embarazo

Hay puntos que no se pueden usar durante el embarazo. Verás que diferentes fuentes citan diferentes puntos. Los puntos más comunes indicados como a evitar durante el embarazo son Bazo 6, Intestino Grueso 4, Ren 4, Vejiga 31, 32, 33, 34 y 60 y Vesícula Biliar 21. Estos puntos están contraindicados durante el embarazo, lo que significa que deben evitarse en esa etapa.

Aunque recibir acupuntura durante el embarazo ayudará a la madre a tener un bebé muy calmado, estos puntos normalmente se evitan a menos que la madre esté lista para dar a luz. Además de usar la acupresión en Pericardio 6 para tratar las náuseas durante el embarazo, el punto Vejiga 67 se usa para voltear al bebé cuando está en una presentación pelviana (posición de nalgas).

Si bien algunos puntos no deben usarse durante el embarazo, es muy improbable que se presente algún problema. De hecho, algunos acupunturistas se especializan en tratar a embarazadas, para aliviar problemas asociados con el embarazo o para aliviar el estrés y mejorar los niveles de energía de la mujer. Yo no recomiendo acupresión para embarazadas sin la asesoría profesional de un acupunturista. Por favor, consulta con un acupunturista certificado para obtener ayuda.

Nombres de los meridianos

Cada meridiano tiene un nombre. Algunos de los meridianos son más conocidos por sus nombres en español, mientras que otros por sus nombres chinos, como el meridiano Ren. El meridiano Ren también es llamado Vaso Concepción. El meridiano Du se conoce como Vaso Gobernador. Los nombres de los meridianos te dirán a qué órganos están conectados, pero eso no significa que eso sea todo lo que hacen. Cada meridiano está interconectado con otros meridianos. Es virtualmente imposible tratar un solo problema aislado. Cada punto tiene muchas funciones y los meridianos se interconectan.

Verás diferentes nombres para un meridiano. Otros nombres incluyen canal y vaso. Un meridiano es una vía dentro del cuerpo. Cuando estimulas un punto de acupuntura, se estimula una mejor circulación en el meridiano tratado, así como en los órganos asociados a este y en los meridianos interconectados.

Notas para acupunturistas

Este libro no pretende ser una guía de estudio para acupunturistas. No incluye el nombre chino de los puntos, la profundidad de la inserción de la aguja ni el ángulo de inserción. Los puntos están indicados solo por número, excepto por los puntos que no tienen un número comúnmente usado, como los puntos extraordinarios. Los meridianos se presentan en orden alfabético, para que los puntos sean más fáciles de encontrar.

En este libro hay una diferencia entre Hígado e hígado. La palabra con inicial mayúscula se refiere a la teoría china sobre el hígado. En algunos casos, las teorías se unen, pero he intentado escribir con mayúscula el órgano si la función es diferente a la función occidental.

Capítulo 1

Cómo funciona la acupuntura

No es necesario que entiendas cómo funciona la acupuntura para tratarte con acupresión, o para aprender qué hace cada punto; la belleza de la medicina china es que tiene su propio sistema de diagnóstico y tratamiento. Por ejemplo, no es necesario saber exactamente qué tipo de problema digestivo tienes, porque se pueden tratar los puntos que regulan tu digestión y así tu cuerpo se sana a sí mismo.

Cómo la acupuntura trata el dolor

El dolor es un gran tema. Existen muchas formas en las que se puede usar la acupuntura para aliviar el dolor. Lo que hay que recordar es que la acupuntura, de todos los tipos, *restaura el flujo sanguíneo normal hacia el área que duele.* El dolor es causado por la falta de un flujo sanguíneo saludable. Una vez que se mejora la circulación de la sangre, el cuerpo puede sanarse por sí mismo.

Existen muchas opciones para tratar el dolor, docenas de formas para cada tipo. La acupuntura también ayuda a descomponer el tejido cicatrizante y a relajar los músculos tensos. El dolor neurálgico se aliviado cuando la acupuntura restablece la circulación saludable en el área afectada.

Cuando recibes acupuntura para tratar el dolor, en la mayoría de los casos se pueden tratar otros problemas de salud al mismo tiempo. Es un tratamiento verdaderamente holístico. Trata a todo el cuerpo. La acupuntura no trata síntomas, sino la causa subyacente de la enfermedad, y ayuda al cuerpo a solucionarla completamente.

¿Local o distal?

Los puntos *locales* están ubicados cerca del lugar del dolor. Los puntos *distales* están más lejos. El dolor de espalda se puede tratar eligiendo de entre unos 100 puntos de acupuntura. Hay puntos en la mano, el brazo, la pierna, la oreja y otros lugares que alivian el dolor de espalda. El tipo de dolor que tiene determina qué puntos serán los más efectivos. Hay varios puntos en la mano que son muy poderosos para aliviar el dolor de espalda. El estilo de tu acupunturista también determina los puntos a elegir.

Para tratar el dolor, los acupunturistas determinan qué meridiano está afectado. Cuando se estimulan los puntos en el meridiano afectado, se restaura la circulación normal. Además, no solo tratamos el meridiano afectado, sino también puntos en los meridianos más fuertes en el área. La acupuntura distal trata puntos que equilibran el meridano afectado. Hay cientos de formas de tratar el dolor con acupuntura. Por ejemplo, un tratamiento básico para un dolor de brazo pudiera incluir Intestino Grueso 4, 11 y 15. Estos puntos restauran efectivamente una circulación saludable en el brazo.

Cómo la acupuntura trata las emociones

En la medicina china, los desequilibrios físicos pueden llevar a desequilibrios emocionales. No hay separación entre la mente y el cuerpo. La mente afecta al cuerpo, y viceversa. Tratar el cuerpo con acupuntura y hierbas chinas es muy beneficioso para la salud emocional. No puedes ser emocionalmente saludable si no estás físicamente saludable.

Las emociones como la ansiedad o el estrés están correlacionadas con desequilibrios de órganos específicos. El estrés, por ejemplo, está relacionado con tu Hígado. La ansiedad está relacionada, típicamente, con tu corazón. El estrés se puede tratar a través del meridiano Hígado. Hígado 2 y 3 son los puntos más comúnmente usados para el Hígado, aunque Bazo 6 también lo regula. La ansiedad y el insomnio se pueden tratar regulando y calmando el Corazón.

Puntos como Pericardio 6 y Corazón 7 son comúnmente usados para la ansiedad y el insomnio. A menudo hay otros desequilibrios que deben ser tratados. De hecho, la mayoría de las personas tienen múltiples sistemas de órganos fuera de balance.

Diagnóstico de medicina china

Un diagnóstico de medicina china incluye hacer muchas preguntas. Estas preguntas nos dicen cómo está funcionando tu cuerpo. Puede que las preguntas no parecieran estar relacionadas con tu problema, pero sí lo están en la medicina china. Revisaremos tu lengua para ver el color general y su recubrimiento, así como su forma. Mediremos tus pulsaciones, lo que nos dará más información sobre tu salud.

Hay docenas de lo que llamamos *Patrones de Órganos* en la medicina china. Puedes tener uno o varios. Después de que se ha hecho un diagnóstico, la acupuntura trabaja para tratar los desequilibrios subyacentes. Los síntomas que parecieran no estar relacionados con tu problema de salud, pueden ser muy importantes al hacer tu diagnóstico de medicina china. Los síntomas desaparecen cuando se soluciona el desequilibrio subyacente.

Yin y Yang

Seguramente has escuchado acerca del Yin y el Yang, y te has preguntado qué son. La teoría que los respalda es bastante extensa, pero quiero que tengas una idea básica de lo que son, porque ciertos puntos de acupuntura tratan el Yin, y otros tratan el Yang.

Piensa en el Yang como en caliente, seco y energía. Se relaciona con el impulse, y se puede relacionar la testosterona con ello. A medida que envejecemos, nuestros Riñones se deterioran, y esto causa una reducción de las hormonas. Yin es lo frío y húmedo. Yin se correlaciona con el estrógeno. Todos tenemos Yin y Yang. Los hombres tienen más Yang que las mujeres. Los niños tienen la mayor cantidad de Yang. Son manojos de energía. Esta es una explicación muy básica, pero quiero que todo sea fácil de entender.

Yin y Yang deben ser suficientes para que el cuerpo esté sano. Existen muchos tónicos herbales usados en la medicina china que fortalecen el Yin y Yang de los riñones para mejorar la salud a medida que envejeces.

Aunque existen docenas de patrones de órganos, quiero explicar los más comunes. Los patrones de órganos en esta sección son los que se ven más comúnmente en el área clínica. Si sabes cómo funcionan los órganos en la medicina china, entenderás mejor cómo la acupuntura puede tratar tantos tipos de enfermedades.

Por favor, recuerda que solo es necesario *un* síntoma para indicar cuál patrón de órganos es relevante para un problema de salud. En muchos casos, eso es todo lo que alguien tendrá: un síntoma.

Patrones de órganos de Riñón

Los desequilibrios más comunes en los Riñones son una deficiencia Yin o Yang. Los riñones son muy importantes, y tratarlos resolverá problemas asociados con el envejecimiento. También existen hierbas tónicas antienvejecimiento chinas, las cuales mejorarán los niveles de energía y tratarán desórdenes relacionados con los Riñones.

Deficiencia de Yang de Riñón

Los síntomas comunes de una deficiencia de Yang de Riñón incluyen dolor en la espalda baja, rodillas débiles o adoloridas, piernas débiles, sentir frío cuando otros están cómodos, impotencia, eyaculación precoz, fatiga, micción frecuente o abundante, apatía, hinchazón en las piernas y problemas de fertilidad. Una deficiencia de Yang de Riñón puede, a menudo, estar correlacionada con una deficiencia de testosterona. En la teoría de la medicina china, el envejecimiento está asociado con una disminución en la energía del riñón. Los males como la incontinencia pueden, a menudo, resolverse con acupuntura y hierbas chinas.

Deficiencia de Yin de Riñón

Los síntomas comunes de una deficiencia de Yin de Riñón son mareos, tinnitus, mala memoria, problemas de audición o sordera, boca seca en las noches, sed, dolor en la espalda baja, dolor en los huesos, insomnio y sudores nocturnos. A menudo, una deficiencia de Yin de Riñón está relacionada con una deficiencia de estrógeno.

Para tratar los desequilibrios de Riñón, se pueden usar los puntos Riñón 3, 6 o 7. Me gusta combinar los tres. Las hierbas chinas son, a menudo, una parte importante para recuperarse de los desequilibrios de Riñón. El *cordyceps* es un ejemplo de una hierba tónica para riñón.

Patrones de órganos de Bazo y Estómago

El Bazo, en la teoría de la medicina china, es completamente diferente a la función que tiene en la medicina occidental. El Bazo en la medicina china está asociado a la digestión y la producción de energía. El desequilibrio más común es la deficiencia de Qi de Bazo.

Deficiencia de Qi de Bazo

Un Bazo débil puede causar falta de apetito, inflamación abdominal después de comer, fatiga, tez pálida, brazos y piernas débiles y heces blandas. Una debilidad del bazo también puede causar que el cuerpo retenga un exceso de fluidos. Estómago 36 es el punto más potente para fortalecer y regular la digestión, así como para mejorar los niveles de energía. Una digestión débil dificulta el estar completamente saludable, ya que no obtienes una nutrición adecuada de tu comida.

Fuego de Estómago

Los síntomas del fuego de estómago incluyen un dolor que quema en el área del estómago, sed por bebidas frías, hambre constante, encías sangrantes, reflujo ácido, estreñimiento, vomitar después de comer y mal aliento. Este patrón no es común, pero es similar a la gastritis, la cual es una inflamación del estómago.

Patrones de órganos de Corazón

El Corazón se ve afectado por todas las emociones. Los desequilibrios a menudo causan ansiedad e insomnio. El meridiano Corazón es comúnmente usado para tratar los desequilibrios de Corazón. Corazón 5, 6 y 7 se combinan a menudo con puntos Riñón para tratar el desequilibrio raíz. Se puede usar Estómago 36 para mejorar los niveles de energía, lo cual impacta al Corazón.

Deficiencia de Qi de Corazón

Cuando la energía del Corazón es débil, puede causar palpitaciones cardíacas, dificultad para respirar al hacer ejercicio, sudoración inusual, rostro pálido y fatiga. Las palpitaciones son cuando sientes tu corazón latiendo.

Deficiencia de sangre del Corazón

Una deficiencia de sangre del Corazón puede causar palpitaciones cardíacas, mareos, insomnio, mala memoria, ansiedad, sobresaltarse con facilidad y rostro y labios pálidos.

Deficiencia de Yin de Corazón

Una deficiencia de Yin de Corazón puede causar palpitaciones cardíacas, insomnio, sobresaltarse con facilidad, mala memoria, ansiedad, sensación de agitación emocional, rostro ruborizado, sensación de calor en la noche, sudores nocturnos, boca y garanta secas y calor de cinco palmas, que es cuando las palmas de tus manos y pies se sienten calientes. Este patrón es común en la menopausia.

Fuego de Corazón

El fuego de corazón causa palpitaciones cardíacas, sed, úlceras en la lengua, sensación de agitación o inquietud, sensación de calor, insomnio, enrojecimiento facial y sabor amargo en la boca.

Patrones de órganos de Pulmón

Los Pulmones pueden ser tratados con acupuntura para aliviar resfriados y gripes y tratar asma, bronquitis y otros problemas asociados con los pulmones. Unos pulmones fuertes garantizan niveles de energía saludables.

Deficiencia de Qi de Pulmón

Una deficiencia de Qi de Pulmón significa que la función pulmonar es débil, lo que puede causar dificultad para respirar, tos, una voz débil y dificultades para hablar. Esto también puede ser un efecto secundario de un resfriado o una gripe. La tos durante un resfriado debilita los Pulmones, lo cual puede causas una tos débil crónica. Algunas personas nunca se recuperan completamente de un resfriado o gripe, o de una bronquitis. Los pulmones permanecen débiles. Las hierbas como el *cordyceps* fortalecen la energía de los pulmones para ayudar a restaurar una función pulmonar saludable.

Calor flema obstruyendo los pulmones

El exceso de mucosidad en los pulmones puede causar una tos seca conocida como tos "perruna" porque es una tos profunda que suena como el ladrido de un perro, abundante mucosidad amarilla, dificultad para respirar, asma y una sensación de pecho apretado. Esto se correlaciona, en algunos casos, con la bronquitis. El tipo de tos te dice lo que la causa. Una tos ligera se debe a pulmones débiles, mientras que una tos "perruna" ocurre cuando hay demasiada mucosidad e inflamación en los pulmones.

La sibilancia es un síntoma común de calor flema en los pulmones. Se puede fortalecer los pulmones con hierbas como los hongos Reishi y *cordyceps*. El hongo Reishi rojo es también un tónico de longevidad. Siempre dale importancia a la sibilancia, porque puede indicar una infección bacteriana en los pulmones, lo cual debe ser tratado con urgencia.

Después de que veas a tu médico por la sibilancia, tu acupunturista puede ayudar. Hay fórmulas herbales que ayudan a resolver la mucosidad, a fortalecer los pulmones y detener la sibilancia. Estómago 40 es llamado el *Punto de Flema*, y ayuda a resolver la mucosidad, mientras que Pulmón 15 trata el calor, o inflamación, de los pulmones.

En la medicina china se usan hierbas como *Andrographis* para tratar las infecciones bacterianas. Existe una famosa fórmula herbal llamada *Chuan Xin Lian* que es muy efectiva contra las infecciones. Las hierbas chinas se deben tomar muy a menudo, algunas veces cada dos o tres horas, pero, en mi experiencia, se pueden resolver las infecciones en pocos días. Pienso que las hierbas chinas se volverán más populares con el tiempo, porque los antibióticos han sido usados en exceso y ya hay muchas cepas de bacterias resistentes a los medicamentos. Las hierbas son de amplio espectro, y normalmente no tienen efectos secundarios. Siempre refiero a mis pacientes a un médico para tratar las infecciones, porque estas pueden ser mortales.

Patrones de órganos de Hígado

El Hígado en la teoría de la medicina china es muy diferente de la teoría de la medicina moderna. El Hígado se ve fuertemente afectado por el estrés. Un estrés regular estanca la energía del Hígado, lo que causa muchos males. La mayoría de las personas tienen cierto grado de estancamiento del, Hígado. Hígado 2 trata el fuego de Hígado, mientras que Hígado 3 trata la mayoría de los otros patrones de hígado. La acupuntura y la medicina herbal china son muy efectivas para aliviar el estrés. Ayudan a aliviar la acumulación de toda una vida de estrés. Los dolores de cabeza tipo migraña son causados, a menudo, por desequilibrios del Hígado.

Estancamiento de Qi de Hígado

El estancamiento de Qi de Hígado causa que la persona se sienta irritada o estresada, además de suspiros, hipo, depresión, náuseas, vómitos, reflujo ácido, eructos, dificultad para tragar, periodos irregulares, periodos dolorosos, inflamación de las mamas y bultos en las mamas o en las axilas.

Uno de los síntomas más interesantes del estancamiento de Qi de Hígado son los suspiros. Algunas veces notarás que alguien suspira mucho. Eso es el Hígado tratando de aliviar el estancamiento.

Una fórmula herbal china llamada *Xiao Yao San*, o *Free and Easy Wanderer*, es muy popular para tratar el estrés. Esta fórmula está disponible sin prescripción y es una de las fórmulas herbales más equilibradas, lo que significa que la mayoría de las personas pueden tomarla. Si todos tomaran esta fórmula, habría mucho menos estrés y depresión en el mundo. El estrés afecta a tu hígado, lo desequilibra, y esto puede causar una depresión. También es una causa común de la infertilidad.

Fuego de Hígado

El fuego de hígado puede causar una grave irritabilidad, explosiones repentinas de ira, tinnitus, dolores de cabeza en los lados de la cabeza, mareos, sed, sabor amargo en la boca y una sensación de calor al molestarse. El fuego de hígado también causa sudoración facial. Cuando estamos bajo estrés, el calor se concentra en el rostro, haciendo que se sienta caliente. Hígado 2 es el mejor punto para el fuego de hígado.

Deficiencia de sangre del Hígado

Los síntomas de deficiencia de sangre del Hígado incluyen visión borrosa, manchas en la visión (miodesopsias), mareos, insomnio, falta de menstruación, calambres musculares, uñas quebradizas y debilidad muscular.

En la medicina china, lo que causa las miodesopsias es una deficiencia de sangre. Si tienes de estas manchas en la visión, puedes ver puntos negros flotando frente a tus ojos si miras una pared blanca. Muchas personas las tienen y no lo saben, y pocas veces me creen cuando les digo que se pueden curar. Tarda más o menos un mes. Se deben tomar hierbas tónicas para restaurar la salud sanguínea. Siempre envío a mis pacientes a ver a un oftalmólogo para garantizar que no haya problemas oculares físicos. Una retina desprendida también puede causar manchas en la visión.

Los calambres musculares también se ven comúnmente cuando hay una deficiencia de sangre. Si no hay suficiente sangre para mantener a los músculos nutridos, se tensan y se acalambran. Esto también puede causar dolor de cuello y hombros, así como migrañas.

El fuego de hígado es tratado con Hígado 2 y 3. Una deficiencia de sangre del Hígado deberá ser tratada con hierbas, así como con puntos como Estómago 36 para mejorar la producción de energía, y Bazo 6 para nutrir la sangre. Los problemas de hígado a menudo causan problemas menstruales e infertilidad.

Humedad y flema

Es un poco difícil explicar de forma resumida el concepto de humedad y flema. En la medicina china, cuando el cuerpo acumula mucho fluido se le llama humedad, lo que se conoce como edema en la medicina occidental. En la teoría de la medicina china, la humedad puede ser causada bien sea por un Bazo débil o por Riñones débiles que no están cumpliendo su función de remover el exceso de fluidos. La medicina china es muy efectiva para tratar el edema, ya que trata la raíz del desorden fortaleciendo los órganos responsables del transporte de fluidos en el cuerpo.

La flema es la descripción de la medicina china de la mucosidad. El moco puede estar en tus pulmones durante un resfriado o gripe y otras enfermedades, como bronquitis. Existe otro tipo de flema que no es algo que verías durante un resfriado o gripe. La palabra "flema" describe inflamaciones en el cuerpo y desequilibrios que bloquean las funciones de los órganos. Estómago 40 es el *Punto de Flema*. Trata todos los tipos de flema. También se puede incluir a Estómago 36 en tu tratamiento, porque este punto tiene decenas de funciones.

Estos patrones de órganos son, simplemente, los patrones de órganos más comúnmente vistos en la clínica. Esta información es del libro *Los fundamentos de la medicina china*, de Giovanni Maciocia. Este es el libro que los estudiantes de acupuntura usan en su primer año en la universidad. Es un libro maravilloso. Si te gustaría estudiar sobre la medicina china, te recomiendo este libro. No existe otro libro que explique la medicina china como este lo hace. Solo estoy dando un resumen rápido de los males más comunes, para que los puntos de acupuntura tengan más sentido para ti. Ahora, cuando tu acupunturista te diga que tienes fuego de hígado, o estancamiento de Qi de Hígado, entenderás de qué te está hablando.

Capítulo 2

Cómo ubicar los puntos de acupuntura

Los puntos de acupuntura se ubican usando puntos de referencia anatómicos. Por ejemplo, Pericardio 6 está ubicado a 2 cun del pliegue de la muñeca. Mides 2 cun usando tus dedos. Si estás tratando a alguien que tiene dedos más pequeños o más grandes, usaras sus medidas para ubicar los puntos. Esto significa que usarás el tamaño de su pulgar en vez del tuyo. También puedes medir el punto y ajustar la ubicación ligeramente según sus medidas.

Muchos puntos se ubican usando puntos de referencia huesudos. Un ejemplo de esto es el maléolo medial. Este es el hueso redondo en la cara interna del tobillo. Colocas tus dedos sobre la punta del maléolo medial para ubicar los puntos meridianos del Riñón.

Riñón 3 está al mismo nivel que la punta hueso maléolo medial. Riñón 7 está 2 cun arriba de Riñón 3, y Riñón 6 está debajo del maléolo medial.

Diámetro del punto

El tamaño de cada punto de acupuntura puede ser grande. Siempre y cuando estés dentro del área, el punto se activará. El diámetro puede ser del tamaño de una moneda de 5 centavos o una de 25 centavos.

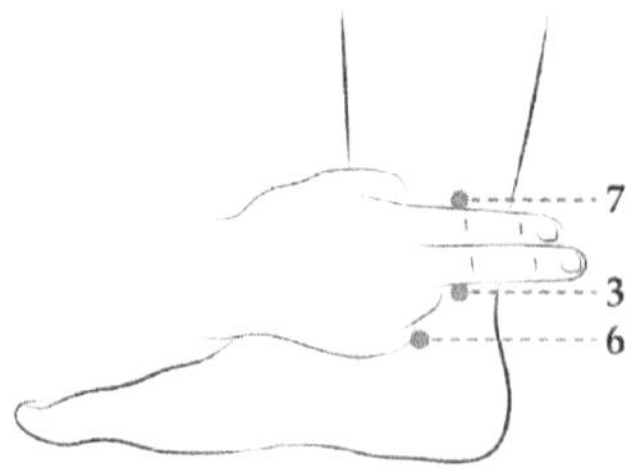

Riñón

Medida cun

Para ubicar los puntos de acupuntura, debes tener una forma de medir distancias en el cuerpo. Esa unidad de medida es llamada *cun*. Es la palabra china para ello. Se pronuncia "sun". Cada cun es del tamaño del nudillo de tu pulgar. Tendrás que medir 1 cun, 1.5 cun, 2 cun, 3 cun y 4 cun. Si tienes dudas, siempre puedes usar tu pulgar para medir.

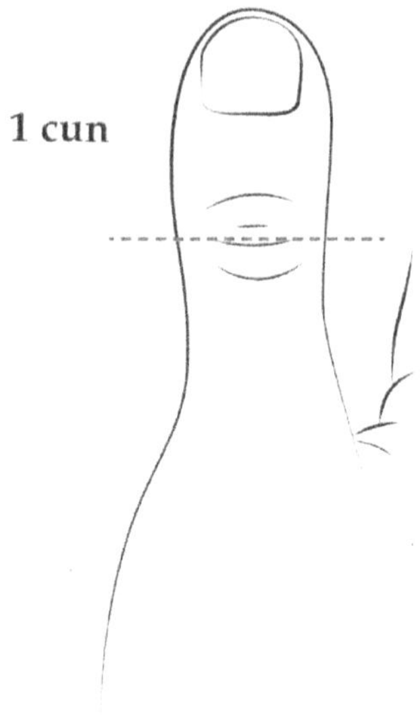

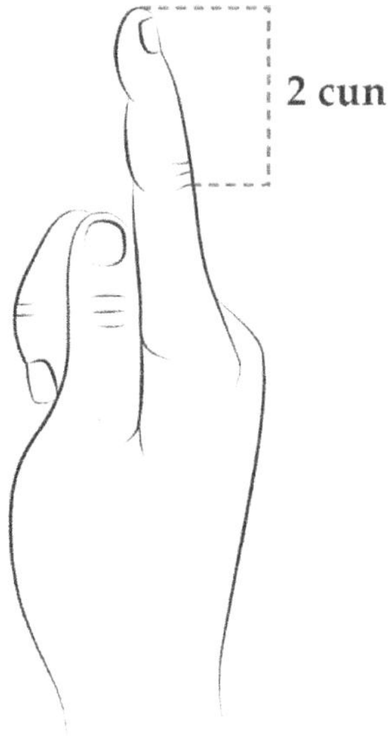

Medidas cun

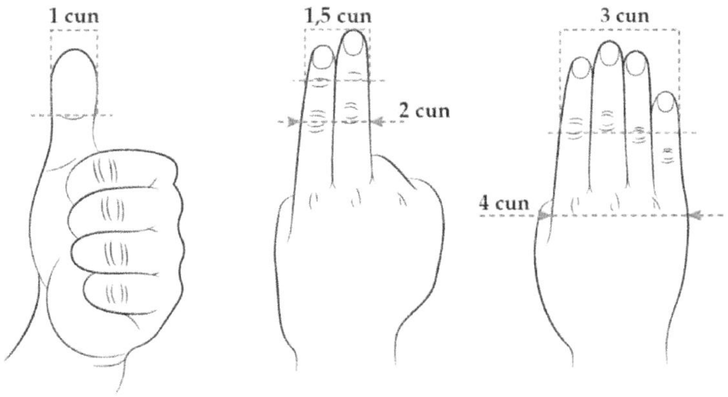

Términos de anatomía

Las ubicaciones de los puntos en este libro están explicadas de la forma más sencilla posible. En algunos casos he usados términos anatómicos que quizás no sean familiares para ti. Ten la seguridad de que las imágenes harán que los puntos sean fáciles de ubicar. Se usan términos de anatomía, pero en la mayoría de los casos puedes, simplemente, ver la imagen.

Algunos términos que verás a menudo son:

Maléolo medial

Este es el hueso redondo en la cara interna de tu tobillo. Este hueso se usa para ubicar puntos en el área, como Riñón 3, 6 y 7, así como Bazo 6.

Maléolo lateral

Este es el hueso redondo en la cara externa de tu tobillo. Este hueso se usa para ubicar puntos en los meridianos Vejiga y Vesícula Biliar. También se usa como punto de medición para encontrar otros puntos en la pierna, como Estómago 40.

Borde de la piel blanca y roja

Este es un término que se refiere a donde la piel cambia de color. Usualmente es en el borde de la planta de tu pie, o de la palma de tu mano. No es necesario poder ver esto para encontrar los puntos para la acupresión.

Capítulo 3

Cómo hacer acupresión efectivamente

Para que la acupresión funcione, se deben activar los puntos. Con la acupuntura, se inserta una aguja en el punto, lo cual estimula la circulación en el punto y lo activa. Las agujas de acupuntura son mínimas, como del tamaño de un cabello.

Existen varias opciones para activar los puntos usando acupresión.

- Presionar firmemente con tus dedos
- Usar bolitas magnéticas sobre un trozo de cinta adhesiva, las cuales se aplican en los puntos de acupuntura y se dejan por un periodo específico de tiempo: por ejemplo, ocho horas
- Usando pequeñas semillas sorbe un trozo de cinta adhesiva que se aplica en la oreja. Las semillas pueden ser de *vaccaria* u otros tipos de bolitas, como cuentas iónicas o bolitas magnéticas
- Mini-masajeador

Lo importante a recordar es que debes presionar se forma lo suficientemente firme para activar el punto. Cuando te haces acupuntura, las agujas se quedan en su sitio por unos 30 minutos. Así las agujas tienen tiempo de hacer su trabajo mientras te relajas. Cuando haces acupresión, deberás presionar firmemente y por suficiente tiempo para estimular el punto. Diría que cinco minutos por punto es, usualmente, suficiente, pero en algunos casos se necesitan 10 minutos. Todo depende del punto que esté siendo tratado y qué tan grave sea tu enfermedad.

Frecuencia del tratamiento

La acupresión, al igual que la acupuntura, es una forma de terapia. Es más efectiva si se hace diariamente. Cada vez que te haces acupuntura o acupresión, estás estimulando a tu cuerpo para que funcione normalmente. Si solo lo haces una vez a la semana, será menos efectivo. Ambas, la acupuntura y la acupresión, son tipos de terapia, lo que significa que deberás hacer una *serie* de tratamientos para mejorar.

Por favor, no esperes que un solo tratamiento de cualquier tipo es todo lo que vas a necesitar. Yo planearía hacer una serie de cuatro a ocho tratamientos, y a partir de allí decidir si necesitas continuar. También puede usarse para problemas ocasionales, como las náuseas. El mejor punto para las náuseas es Pericardio 6, el cual también trata el insomnio.

Mini-masajeadores

Los mini-masajeadores son de unas 4 pulgadas de largo, y algunas personas los usan para otras cosas aparte de la acupresión. Tienen el tamaño perfecto para hacer acupresión. Puedes llevarlos fácilmente contigo y la punta es de aproximadamente media pulgada de diámetro, lo que los hace perfectos para tratar un punto de acupuntura. Los mejores masajeadores para acupresión vienen con diferentes tipos de cabezales. Los que tienen más puntas parecen ser los más efectivos para la acupresión. Estos masajeadores cuestan unos $10, y se pueden comprar en línea.

Estos masajeadores también son comercializados para usarlos en tratamientos para cicatrices. Mejorar el flujo sanguíneo hacia una cicatriz ayuda al cuerpo a descomponerla. La acupuntura es maravillosa para tratar tanto cicatrices como heridas que no cicatrizan, algo que es común en personas diabéticas. Colocar las agujas alrededor de la herida mejora el flujo sanguíneo, lo que ayuda al cuerpo a cerrar la herida. Una falla en la curación ocurre por falta de circulación.

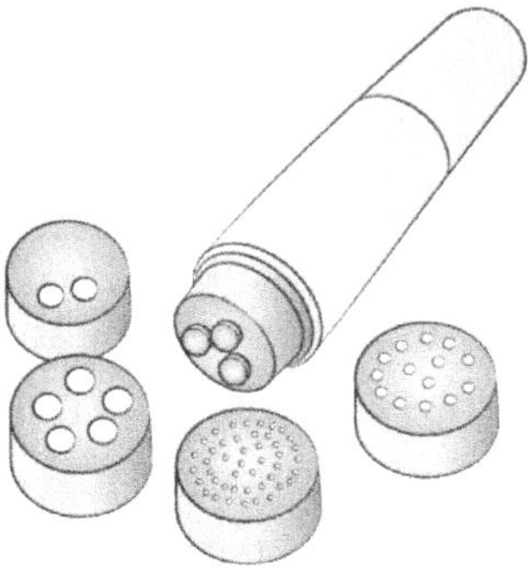

Bolitas magnéticas

Las bolitas magnéticas proporcionan una fuerte estimulación para los puntos. Uso la marca Helio de bolitas, que vienen en una caja de 100 bolitas y cada imán es de 800 gauss. Gauss es una medida de cuán fuerte es un imán. He descubierto que estas bolitas son muy efectivas para el insomnio cuando se colocan en Pericardio 6. Es mejor limitar el tiempo que se dejan los imanes en el cuerpo a ocho horas. Puede que no los sientas trabajando, pero soy muy fuertes.

Duración de la acupresión

Usualmente, los efectos de la acupresión no se sienten de forma inmediata. Lo normal es que tome aproximadamente una hora, pero todo depende de qué punto esté siendo tratado y qué resultados estés esperando. S estás haciendo acupresión en puntos como Intestino Grueso 11, para tratar el estreñimiento, o Pericardio 6, para tratar el insomnio, lo normal es que veas resultados en más o menos una hora. Si no ves resultados, puedes hacer la acupresión de nuevo.

Obtener el Qi

Cuando estimulas un punto de acupuntura, estás activando el punto. Una vez que el punto ha sido activado, comienza a trabajar. Los acupunturistas llaman a esto “Obtener el Qi”, lo cual es necesario para que funcione la acupuntura o la acupresión. Las siguientes sensaciones en el área que está siendo tratada son señales de que has activado el punto:

- Picazón
- Cosquilleo
- Adormecimiento
- Dolor leve (más común en puntos fuertes, como Estómago 36)
- Calor

Algunas veces no logras describir qué sientes, sino que solamente sabes que algo está pasando; sientes el incremento en el flujo sanguíneo. Incluso, el no sentir nada no significa que no esté pasando nada. Si tienes niveles de energía muy bajos, será menos probable que sientas algo hasta que tus niveles de energía se recuperen, lo que usualmente tarda cerca de un mes.

Acupresión en la oreja

La acupresión en la oreja es otra forma de tratarte. La oreja es muy sensible a cualquier tipo de estimulación. Puedes comprar semillas para la oreja en línea. Existen varios tipos diferentes. Las semillas se colocan en un pequeño recuadro de cinta adhesiva. Después de aplicar las semillas en la oreja, la cinta durará un par de días, dependiendo de cuán a menudo te laves la cabeza con champú y cuán fuerte sea la cinta.

Me gustan las bolitas iónicas Sakamura. Vienen en dos tipos, oro o plata, y la cinta adhesiva puede ser trasparente o color piel. Es un asunto de preferencia personal. Uso cinta trasparente con bolitas de oro. Es mejor remover las bolitas después de dos días y cambiar a la otra oreja.

Capítulo 4

Acupuntura o acupresión en la oreja

La oreja es un microcosmos de todo el cuerpo. Esto significa que todo el cuerpo está representado en la oreja. El mapa de la oreja muestra al cuerpo representado como un feto volteado de cabeza. Todos los males pueden ser tratados en la oreja. La oreja puede ser usada para tratar desequilibrios en los órganos, dolor, problemas emocionales y para regular todo el cuerpo.

La imagen de abajo muestra el feto invertido. Notarás la cabeza en la parte de abajo de la imagen. Los órganos internos están ubicados en la parte interior de la oreja, cerca del canal auditivo.

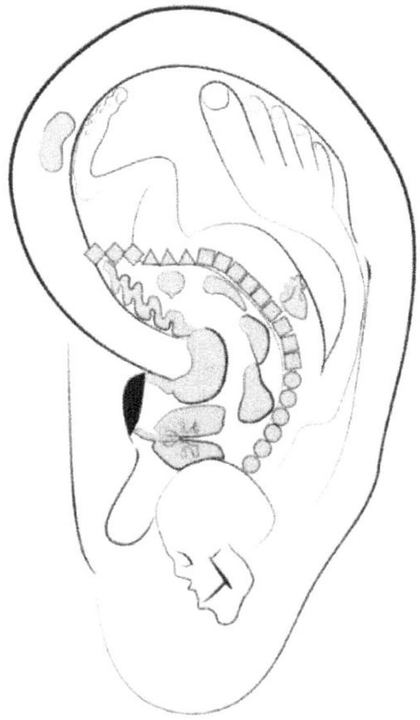

Algunos acupunturistas se especializan en acupuntura en la oreja, y muchos acupunturistas combinan la acupuntura en la oreja con acupuntura corporal para obtener los beneficios de ambas. La acupuntura y la acupresión en la oreja son especialmente útiles para tratar el dolor. Simplemente ubica el área en la oreja que corresponde con la parte del cuerpo donde está el dolor.

Los puntos en la oreja pueden ser estimulados usando pequeñas agujas de acupuntura o con semillas para oreja, especialmente semillas de *vaccaria*, que son diminutas semillas negras que se colocan en un pequeño trozo de cinta adhesiva. Las semillas se colocan en la oreja y se pueden dejar varios días; usualmente, se caen en un par de días. Es común alternar orejas, lo que significa que en un tratamiento se trata la oreja derecha, y la oreja izquierda es tratada en la siguiente visita.

Semillas para oreja

La imagen de abajo muestra semillas de *vaccaria* en pequeñas láminas de plástico. Simplemente, despegas el trozo de cinta y lo colocas en la oreja. Será más fácil si usas pinzas.

Existen numerosos tipos de pequeñas bolitas típicamente usadas en la oreja. Otro tipo son las bolitas Magrain Ion de Sakamura. Estas son cuentas diminutas, bien sea de oro o de plata, pegadas a trozos redondos de cinta. Las cuentas son tratadas para proporcionar una estimulación que no es tan fuerte como la de los imanes, pero más fuerte que la de las semillas de *vaccaria*.

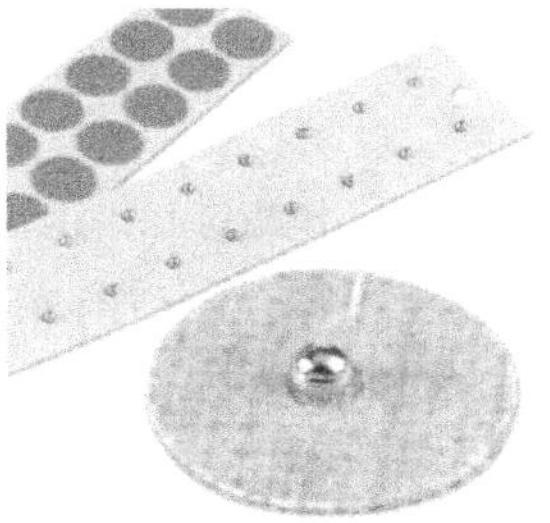

Esta imagen muestra las bolitas Magrain Ion de Sakamura en cinta color piel. Existen dos opciones: cinta trasparente o de color piel, y bolitas de oro o plata. Tu acupunturista tendrá una preferencia personal sobre qué tipo de bolitas usar.

La acupuntura en la oreja también se usa para aliviar la drogadicción. La acupuntura en la oreja alivia el estrés y puede ser usada por personas que no sean acupunturistas para ayudar en los protocolos de adicción. La siguiente imagen muestra el protocolo de oreja NADA usado por especialistas en adicción. NADA son las siglas en inglés de la Asociación Nacional de Desintoxicación con Acupuntura. Existe un entrenamiento especial ofrecido para aquellos interesados en aprender el protocolo. Para más información, por favor consulta www.acudetox.com.

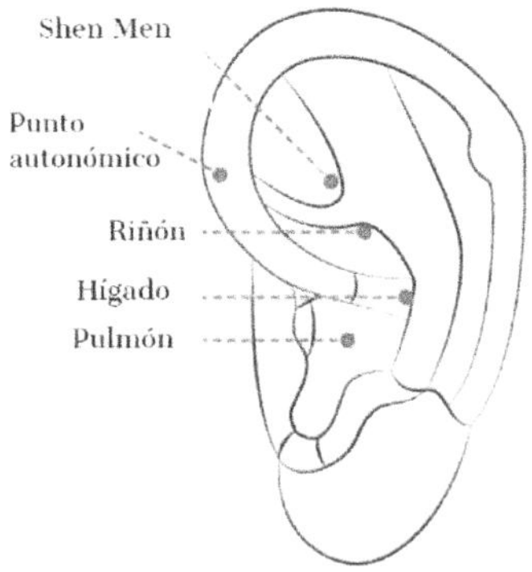

La siguiente imagen muestra a la columna representada en la oreja. Los puntos C1 a C7 representan la cervical, o vértebras cervicales. He descubierto que tratar estos puntos en la oreja con bolitas Sakamura es tan efectivo como cualquier otro tipo de tratamiento para el cuello. Simplemente, coloca las bolitas en el borde de la oreja, en el área afectada correspondiente, y presiona firmemente. Cuando presionas firmemente, dolerá un poquito. Solo dolerá si hay un problema en esa área. Los puntos T1 a T 12 tratan el área torácica, o parte superior de la espalda. L1 a L5 son para el lumbar, o área de la espalda baja. S1 y 2 son para el sacro, o coxis.

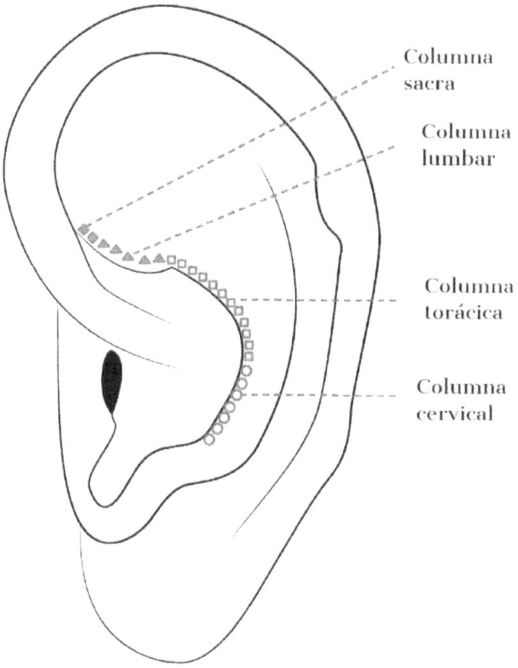

Puntos en la oreja comúnmente usados

Shen Men

Shen Men es un punto maestro. Calma la mente y alivia el estrés, el dolor, la ansiedad y el insomnio. Se usa en combinación con otros puntos. El nombre significa "Puerta del Espíritu". Es uno de los puntos más comúnmente usados en la oreja.

Punto Cero

Este punto equilibra al cuerpo. Ayuda a regular las hormonas y calmar al cerebro.

Punto Tranquilizador

Este punto también es llamado Punto de Relajación, o Punto Análogo al Valium, como lo llama Terry Oleson. Es sedante y relajante, y puede usarse para tratar la ansiedad, la presión sanguínea alta y el estrés crónico.

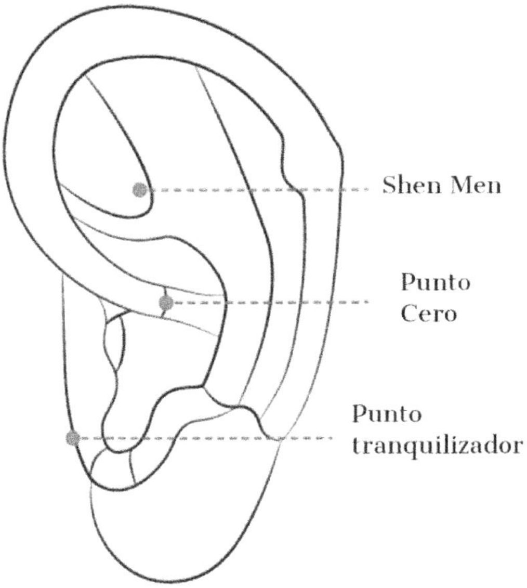

Existen varios sistemas de acupuntura en la oreja. Si te interesa estudiar más sobre esto, el libro *Manual de auriculoterapia* de Terry Oleson, PhD, es una buena opción.

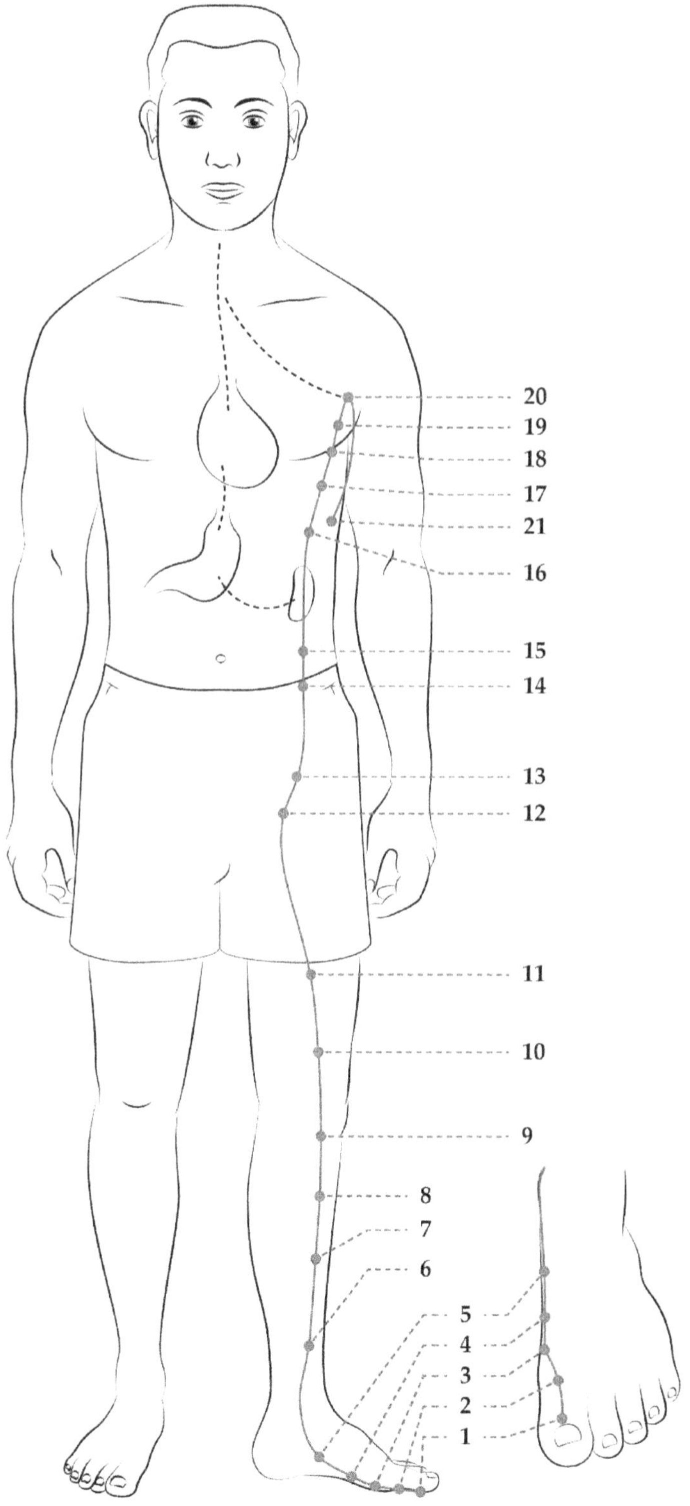

Meridiano Bazo

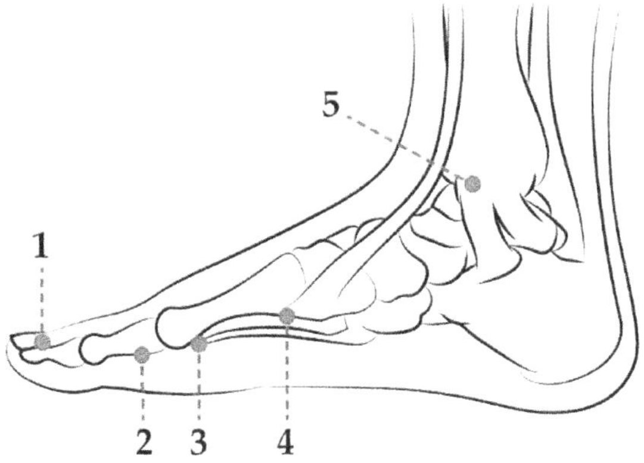

Bazo

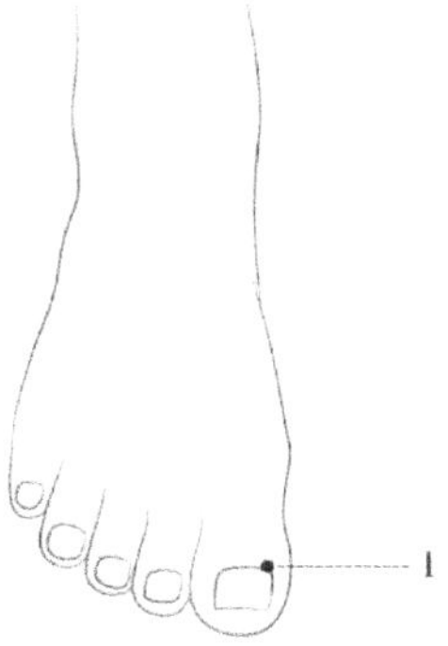

Bazo

Bazo 1

Ubicado a .1 cun de la esquina de la uña del dedo gordo del pie.

Funciones y uso común

Detiene el sangrado, restaura la consciencia. Se puede usar para tratar el sangrado uterino, hemorragias nasales, sangre en las heces y el vomitar sangre. Regula el Bazo, por lo que regula la Sangre. Trata desórdenes de sangrado.

Bazo 2

Ubicado en el lado medial del dedo gordo del pie, en la unión de la piel roja y blanca, en las depresiones entre el dedo y los huesos del pie.

Funciones y uso común

Regula el bazo, resuelve desórdenes digestivos como la distensión abdominal, eructos y opresión en el pecho causada por problemas de digestión.

Bazo 3
Ubicado debajo de la cabeza del primer hueso del pie, cerca del dedo gordo.

Funciones y uso común
- Distensión abdominal
- Edema
- Fatiga
- Mejora la digestión
- Náuseas
- Fortalece y regula el Bazo y el Estómago
- Dolor de los dedos del pie
- Vómitos

Bazo 3 mejora la digestión y trata el edema, que es la retención de fluidos en exceso. Mejora los niveles de energía al mejorar la digestión y la capacidad del cuerpo de eliminar el exceso de fluidos, lo cual puede causar fatiga.

Bazo 4
Ubicado en la depresión debajo de la base del primer hueso del pie, en la unión de la piel roja y blanca.

Funciones y uso común
Fortalece y regula el Bazo y el Estómago para mejorar la digestión. Regula la digestión para tratar la indigestión y los vómitos. Regula la menstruación y trata la endometriosis y las náuseas matutinas. Transforma la humedad para tratar el edema, o retención de fluidos en exceso.

Bazo 5
En la cara interna del tobillo, debajo del maléolo medial. Ubicado a medio camino entre la tuberosidad del hueso navicular y la punta del maléolo medial.

Funciones y uso común
Regula y fortalece el Bazo y el Estómago para tratar la mala digestión, ictericia, gastritis y fatiga. Se puede usar para tratar el dolor de tobillo y pie. También está indicado para la rigidez de lengua.

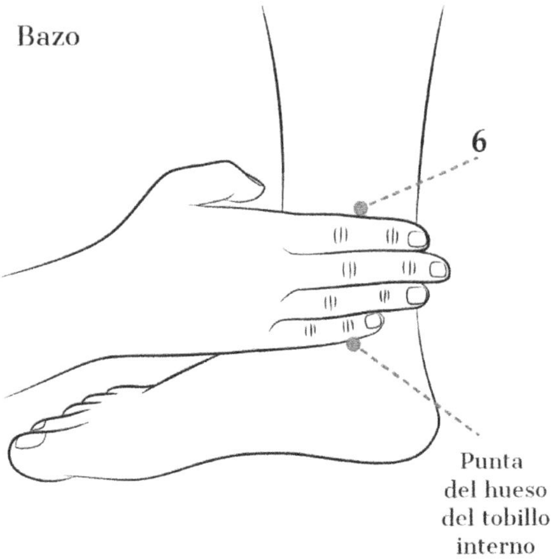

Bazo 6

Ubicado en la cara interna de la pierna, 3 cun arriba de la punta del maléolo medial, detrás del hueso de la tibia. Ubícalo con toda tu mano en la punta del hueso del tobillo. Puedes localizar fácilmente este punto presionando sobre el área para encontrar la parte de atrás del hueso.

Funciones y uso común

- Distensión abdominal, hinchazón en el abdomen
- Amenorrea; falta de menstruación
- Anemia, deficiencia en la sangre en la medicina china
- Ansiedad
- Equilibra las hormonas
- Visión borrosa por una deficiencia de la Sangre
- Calma la mente
- Mareos por una deficiencia de la Sangre
- Edema, o retención de fluidos en exceso
- Parálisis del pie
- Dolor genital
- Dolor de cabeza
- Hernia

- Presión arterial alta causada por deficiencia del Riñón
- Impotencia
- Incontinencia (combina con Riñón 3, 6, 7)
- Infertilidad
- Insomnio
- Inducción del parto; este punto no debe usarse durante el embarazo debido a su posible efecto para inducir el parto
- Nutre la Sangre y el Yin
- Micción dolorosa
- Promueve la micción, hace que el cuerpo excrete el exceso de fluidos
- Regula la menstruación
- Regula la sangre cuando está estancada, o la circulación sanguínea es deficiente
- Regula e Hígado
- Alivia el dolor en el meridiano Bazo
- Enfermedades de la piel, enfría la Sangre para tratar problemas de la piel como eczema y urticaria
- Fortalece los Riñones
- Fortalece el Bazo y el Estómago
- Estrés
- Retención de orina, incapacidad de orinar
- Prolapso uterino

Como puedes ver en esta lista de funciones e indicaciones, casi puedes decir que ante una duda, se debería tratar Bazo 6. Lo clave a considerar es que regula y fortalece el Bazo, Estómago, Riñones e Hígado. Trata males que tienen su raíz en un desequilibrio de esos órganos. Diría que es raro que un paciente no se beneficie de tratarse este punto. Es muy calmante y trata las causas subyacentes del insomnio.

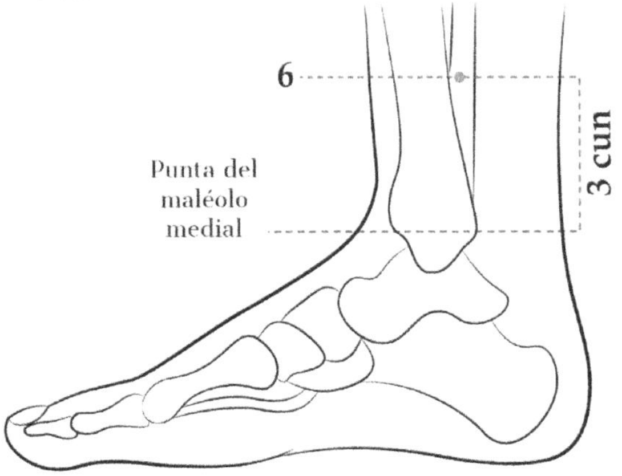

Bazo 6 fortalece el Bazo para alentar al cuerpo a deshacerse del exceso de fluidos. Este exceso de fluidos tiende a acumularse en los tobillos y en los pies. Para probar si tienes edema, presiona firmemente en un área por aproximadamente un minute. Si queda una hendidura cuando dejas de presionar, es una señal de que estás reteniendo líquidos. Las personas, a menudo, no notan que tienen este problema. La acupuntura es muy efectiva para solucionar el exceso de fluidos. Si tu dedo deja una hendidura, se le dice "edema con fóvea". Queda una especie de "abolladura" cuando presionas con tu dedo.

Bazo 7

Ubicado 3 cun arriba de Bazo 6, detrás de la cresta del hueso de la tibia.

Funciones y uso común

Se puede usar para tratar adormecimiento y dolor en la rodilla y pierna, y la hinchazón en los tobillos. Tonifica el Bazo para resolver el edema.

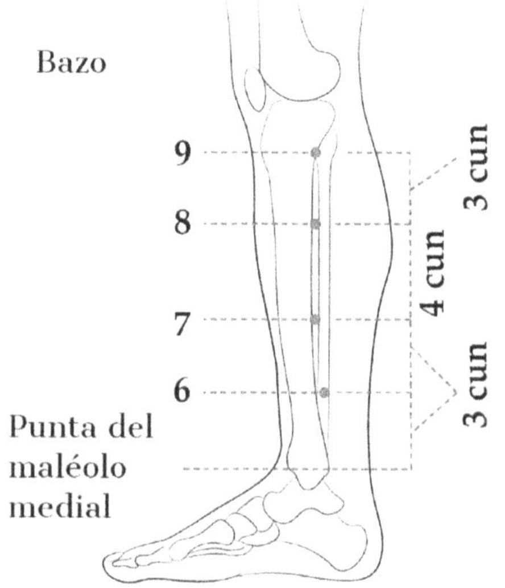

Bazo 8
Ubicado 3 cun debajo de Bazo 9, detrás de la cresta del hueso de la tibia.

Funciones y uso común

- Regula el ciclo menstrual
- Fortalece el Bazo
- Regula el útero
- Regula la Sangre
- Calambres menstruales

Se puede usar este punto para tratar el sangrado uterino anormal. También es usado para tratar ciclos menstruales dolorosos o irregulares. Los problemas menstruales pueden ser causados por "sangre estancada" en el útero. Eso significa que la sangre no está fluyendo adecuadamente. Este punto regula la sangre en el útero para ayudar a resolver problemas menstruales.

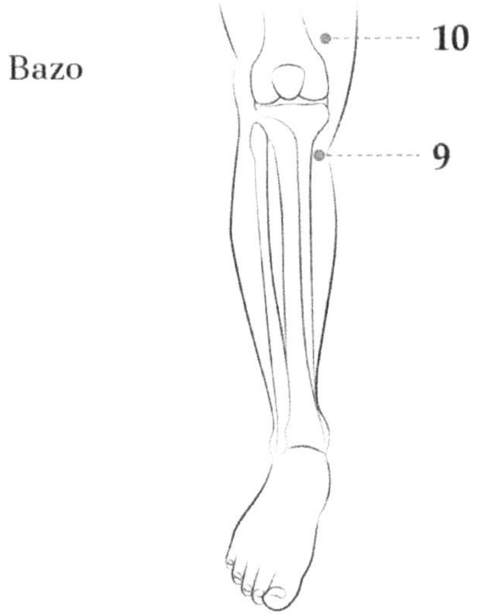

Bazo 9

Ubicado en la depresión cerca de la rodilla que está al final del hueso de la tibia.

Funciones y uso común

- Dolor abdominal
- Edema
- Dolor genital
- Dolor de rodilla
- Regula el Estómago
- Fortalece el Bazo

Este punto es el principal punto usado para tratar el edema, o exceso de fluido, en cualquier parte del cuerpo. Motiva al cuerpo a expulsar el exceso de fluidos.

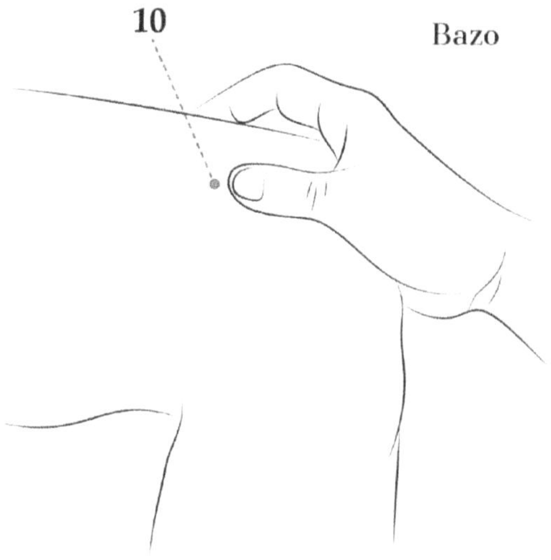

Bazo 10
Ubicado a 2 cun del borde superior de la rótula. Puedes ubicar este punto ahuecando tu mano obre la rótula. El punto está ubicado en la punta de tu pulgar, en la cara interna de la pierna.

Funciones y uso común

- Desórdenes sanguíneos
- Enfría el Calor en la Sangre
- Eczema
- Picazón o dolor genital
- Urticaria
- Menstruación irregular
- Picazón en cualquier parte del cuerpo
- Dolor de rodilla
- Menstruación dolorosa
- Regula la circulación de la Sangre
- Regula el Qi del Bazo
- Desórdenes de la piel que involucren calor o inflamación

A este punto se le llama el "Mar de Sangre". Regula la circulación sanguínea. También es un punto enfriador, lo que significa que despeja los desórdenes que involucren inflamación, especialmente en la piel. También se usa para tratar el dolor de rodilla. Restaura el flujo sanguíneo saludable a través de la rodilla. Los meridianos Estómago y Bazo son, a menudo, usados para tratar el dolor de rodilla porque el meridiano Bazo está ubicado en la cara interna de la pierna, y el meridiano Estómago está en la cara externa de la pierna. Usar ambos meridianos motivará la circulación sanguínea saludable a través de la rodilla.

Bazo 11

Ubicado 6 cun arriba de Bazo 10.

Funciones y uso común

Este punto se puede usar para regular la micción y tratar la incontinencia o el dolor al orinar.

Bazo 12

Ubicado 3.5 cun lateral a la línea del medio, en Ren 2.

Funciones y uso común

Se puede usar para tratar el dolor abdominal. Este punto está ubicado cerca de los genitales y no es comúnmente usado.

Bazo 13

Ubicado .7 cun arriba de B 12, 4 cun lateral a la línea del medio.

Funciones y uso común

Este punto se pudiera usar para tratar dolor abdominal, pero no se usa mucho debido a su ubicación cerca de los genitales.

Bazo 14

Ubicado 1.3 cun debajo de B 15, 4 cun lateral a la línea del medio.

Funciones y uso común

Se pudiera usar para tratar el dolor en el ombligo, pero no se usa mucho.

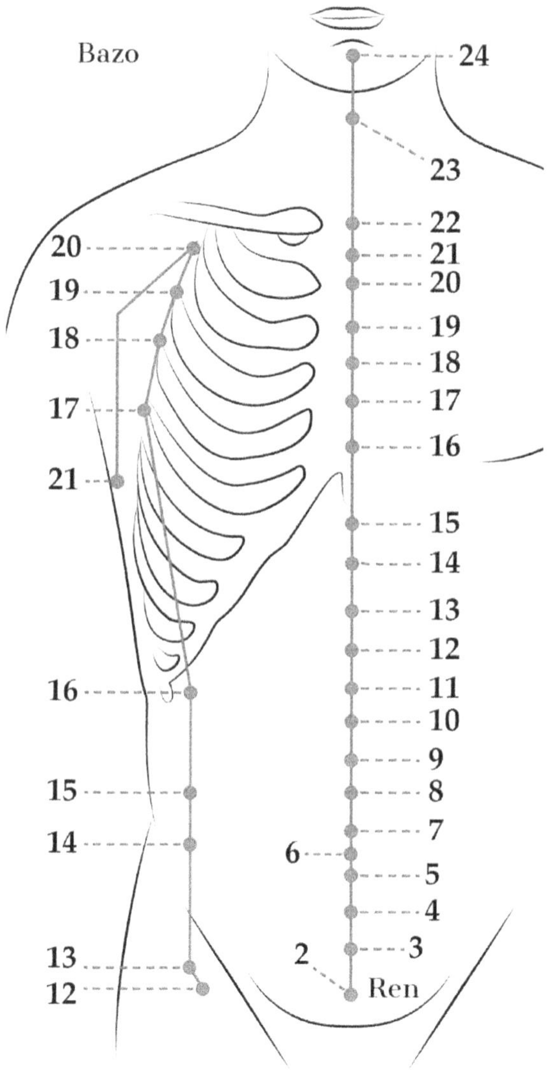
Bazo
24
23
22
21
20
19
18
17
16
15
14
13
12
11
10
9
8
7
6
5
4
3
2
Ren
20
19
18
17
21
16
15
14
13
12

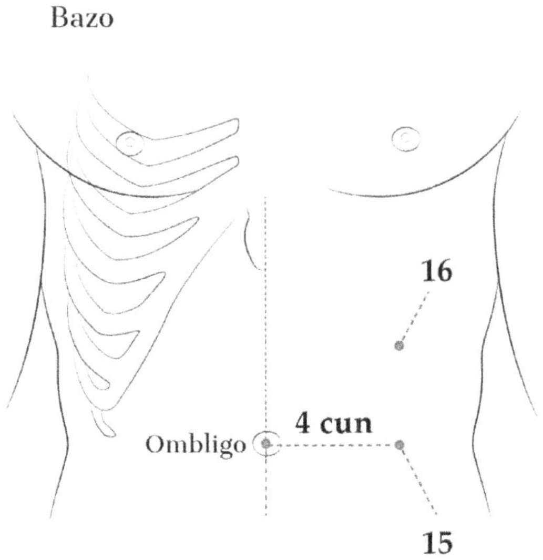

Bazo 15
Ubicado al nivel del ombligo, 4 cun a la línea del medio.

Funciones y uso común

- Dolor abdominal
- Estreñimiento
- Incontinencia fecal
- Regula los intestinos
- Humecta los intestinos

Este punto se usa para regular los intestinos. Trata el estreñimiento, y se puede combinar con otros puntos para estreñimiento como Intestino Grueso 11. Restaura la función intestinal normal.

La expresión “humecta los intestinos” se refiere a que también puede tratar el estreñimiento persistente, cuando las heces se han secado. Mientras más tiempo pases sin un movimiento intestinal, más secas se tornarán las heces. Bazo 15 e Intestino Grueso 11 son efectivos para estimular el Intestino Grueso, o el colon, para que se vacíen. La acupresión es efectiva en ambos puntos.

La incontinencia fecal es cuando no puedes controlar tus intestinos. Existen dos tipos de incontinencia: urinaria y fecal, o de heces. Tratar tus riñones a través de Riñón 3, 6 y 7 tratará la incontinencia urinaria. Estómago 36 y Bazo 15 tratarán la incontinencia fecal. Estos desórdenes son más comunes a una edad avanzada, porque la energía de tu cuerpo disminuye naturalmente.

Puedes evitar la incontinencia realizándote acupuntura para que todo se mantenga funcionando adecuadamente. También sugiero tónicos chinos para Riñón, como los de *cordyceps*. Puede que tu acupunturista tenga hierbas tónicas para el Riñón mucho más fuertes, pero los tónicos de *cordyceps* pueden ser comprados sin prescripción para fortalecer los riñones. Esto también aliviará la fatiga.

Bazo 16

Ubicado 3 cun arriba de B 15, en el abdomen, 6 cun lateral a la línea del medio.

Funciones y uso común

Regula los intestinos para tratar el dolor abdominal.

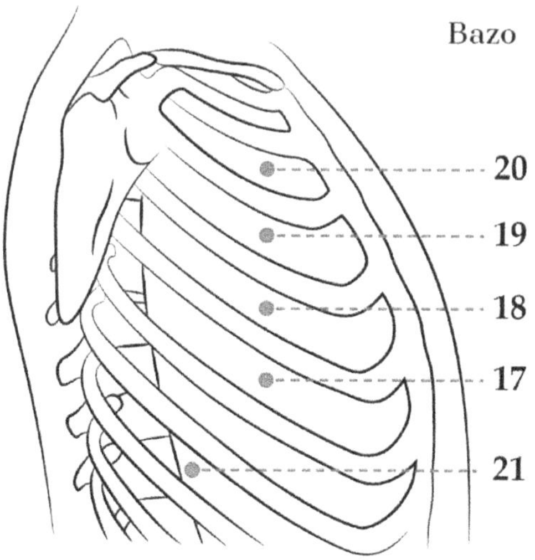

Bazo 17

Ubicado en el quinto espacio intercostal, 6 cun lateral a la línea del medio. Los espacios intercostales son las áreas entre los huesos de las costillas.

Funciones y uso común

Se pudiera usar este punto para mejorar la digestión, pero no es comúnmente usado.

Bazo 18

En el cuarto espacio intercostal, 6 cun lateral a la línea del medio.

Funciones y uso común

Este punto trata la lactancia insuficiente.

Bazo 19

En el tercer espacio intercostal, 6 cun lateral a la línea del medio.

Funciones y uso común

Se pudiera usar este punto para mejorar la circulación en el pecho, pero no es comúnmente usado.

Bazo 20

En el segundo espacio intercostal, 6 cun lateral a la línea del medio.

Funciones y uso común

Este punto se pudiera usar para tratar la distensión del pecho, pero no es muy usado debido a su ubicación entre las costillas.

Bazo 21

En el sétimo espacio intercostal, en la línea media axilar.

Funciones y uso común

Regula la circulación en el pecho.

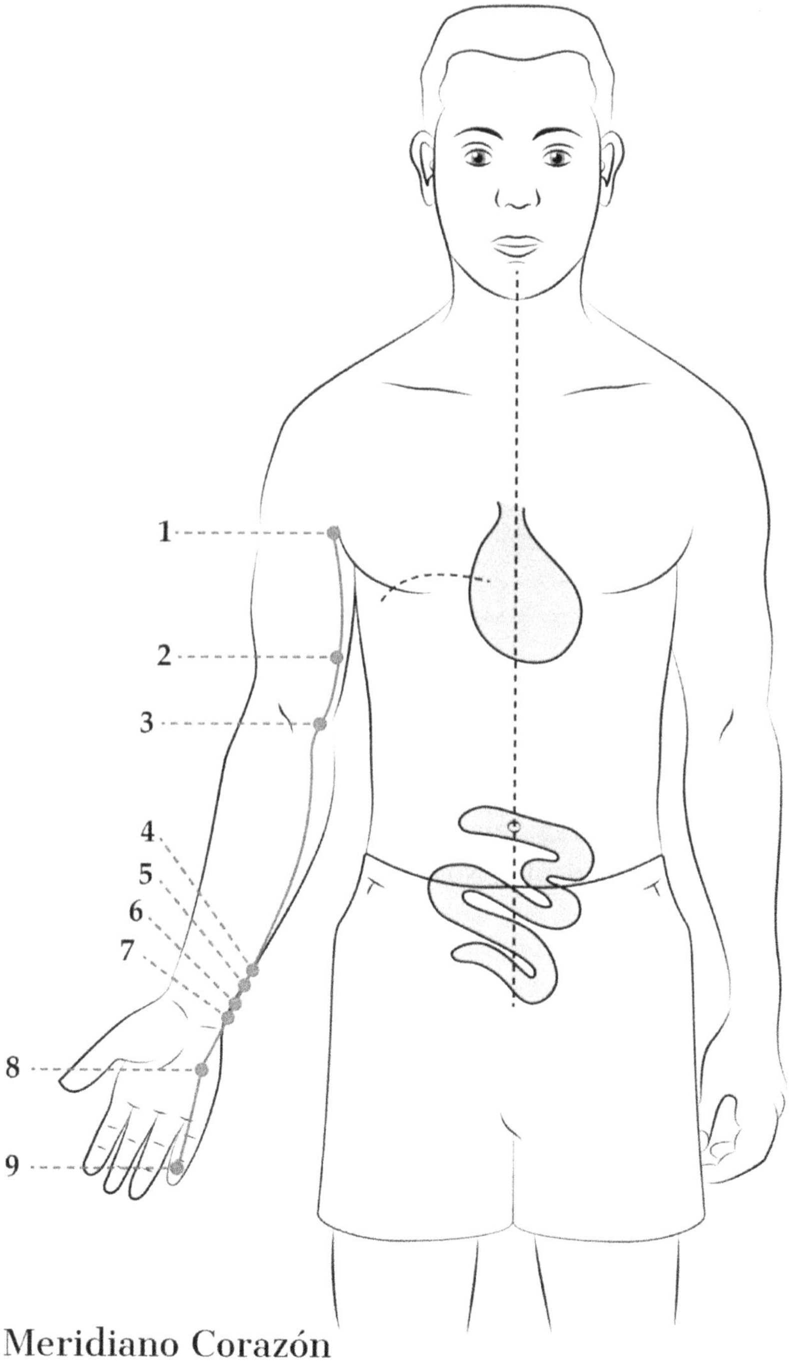

Meridiano Corazón

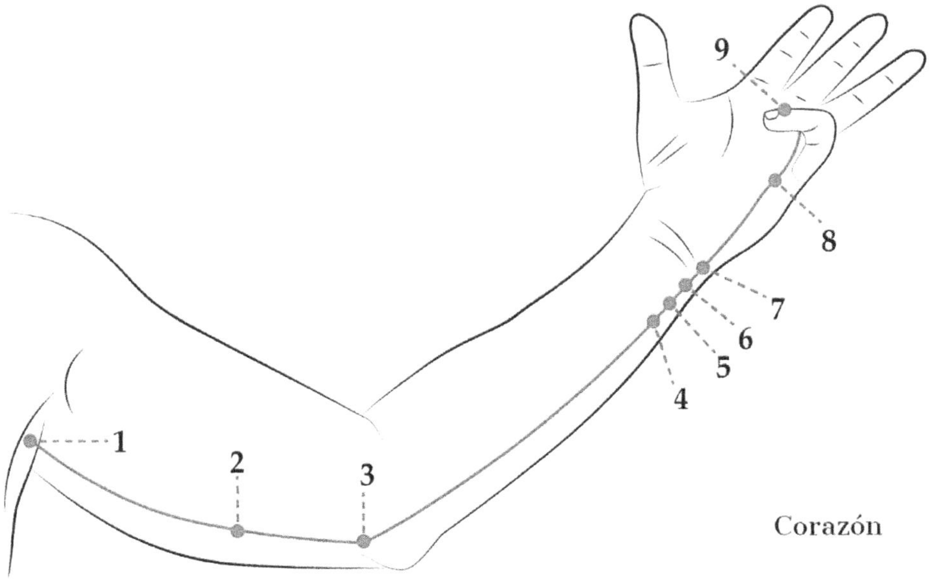

Corazón

Corazón 1

Ubicado en el centro de la axila.

Funciones y uso común

Regula el corazón, abre y relaja el pecho. Puede usarse para tratar el dolor de pecho y dolor de Costilla. No es comúnmente usado.

Corazón 2

Ubicado 3 cun arriba del pliegue del codo, en la hendidura en el lado medial del músculo del bíceps.

Funciones y uso común

Puede usarse para tratar el dolor de pecho y el dolor de hombro.

Corazón 3

Ubicado en el extremo medial del pliegue del codo.

Funciones y uso común

Corazón 3 calma la mente, trata el dolor del corazón y el adormecimiento de la mano y el brazo.

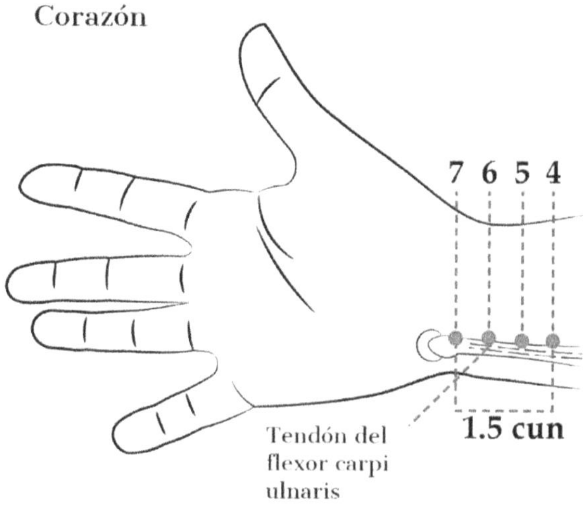

Corazón 4

Ubicado 1.5 cun arriba del pliegue de la muñeca, en el lado radial del tendón del flexor carpi.

Funciones y uso común

Calma el espíritu, trata el dolor de pecho y puede usarse para tratar la pérdida repentina de voz.

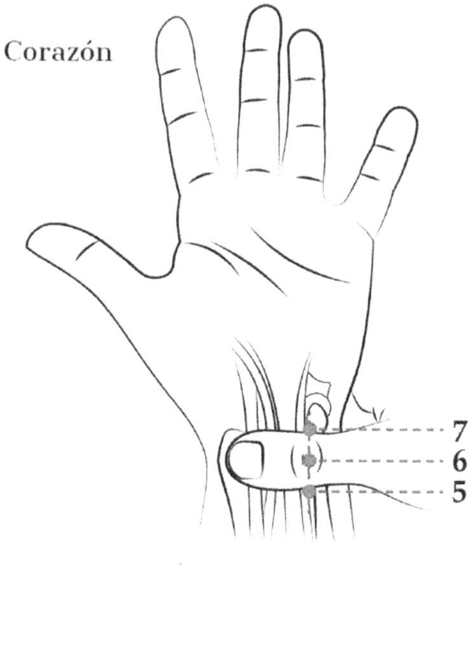

Corazón 5

Ubicado 1 cun arriba del pliegue de la muñeca, en el lado radial del tendón del flexor carpi.

Funciones y uso común

- Calma la mente
- Fuego de corazón
- Sensación de latidos cardiacos acelerados
- Palpitaciones (cuando sientes tu corazón latiendo)
- Regula el ritmo del Corazón
- Fortalece el Corazón
- Tartamudez
- Pérdida repentina de la voz con rigidez de lengua

Corazón 5 regula el ritmo del corazón, lo cual puede tratar la arritmia. La acupresión es muy efectiva en este punto. Presiona tu uña profundamente en el punto durante al menos 5 minutos. El tratamiento constante regulará y fortalecerá el corazón.

Corazón 6

Ubicado .5 cun arriba del pliegue de la muñeca, en el lado radial del tendón del flexor carpi ulnaris.

Funciones y uso común

Corazón 6 regula y fortalece el corazón, mejora la circulación hacia el corazón y enfría el calor en la sangre que pudiera manifestarse a través de vomitar sangre o de sudoración nocturna.

- Dolor en el corazón, dolor punzante en el corazón
- Sudoración nocturna
- Hemorragias nasales
- Palpitaciones (cuando sientes tu corazón latiendo)
- Pérdida repentina de la voz
- Vomitar sangre

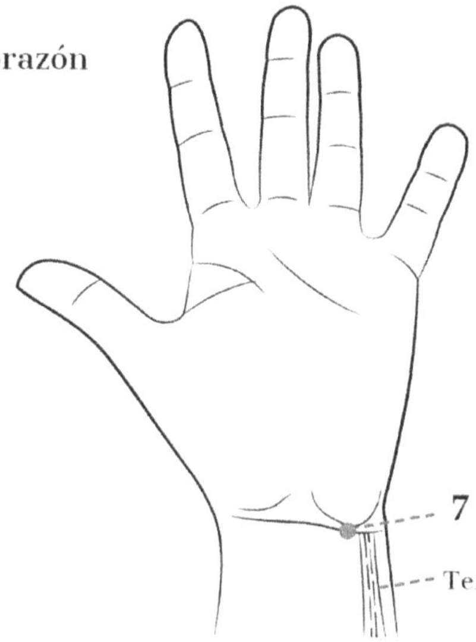

Corazón 7

Ubicado en el pliegue de la muñeca, en el lado radial del tendón del flexor carpi ulnaris. Algunas personas tienen dos pliegues en la muñeca, y otras tienen tres. Este punto se ubica al nivel del pliegue de muñeca más largo.

Funciones y uso común

- Ansiedad
- Calma la mente
- Arritmia del corazón
- Palpitaciones (cuando sientes tu corazón latiendo)
- Sensación de latidos cardiacos acelerados
- Insomnio
- Irritabilidad
- Depresión maníaca
- Memoria
- Regula y fortalece el Corazón

Corazón 7 es uno de los puntos más importantes del cuerpo. Es uno de los principales puntos para tratar la ansiedad y el insomnio. Es un punto muy calmante. La acupresión es efectiva en este punto; puedes usar tu uña o una bolita magnética. Trata desórdenes causados por desequilibrios en el Corazón, como mala memoria, irritabilidad y manía.

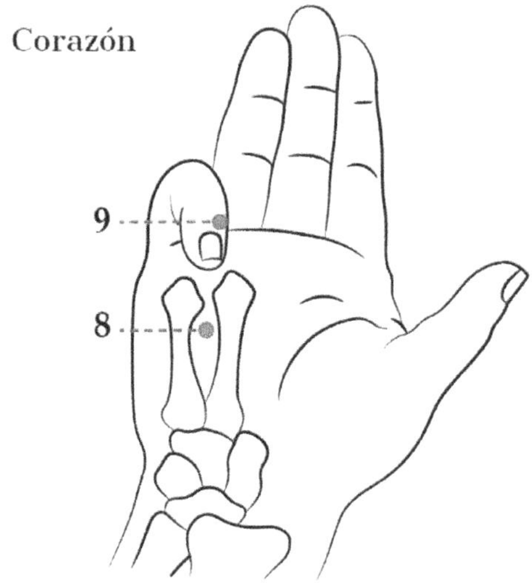

Corazón 8

Ubicado entre los huesos metacarpianos cuarto y quinto. Ubica este punto mientras haces un puño. Se ubica donde el dedo pequeño toca la palma.

Funciones y uso común

Corazón 8 calma la mente y regula el Corazón. Puede usarse para tratar las palpitaciones. Trata el *fuego de corazón*. Este es un síndrome que causa irritabilidad extrema y, a menudo, insomnio.

Corazón 9

Ubicado .1 cun posterior a la esquina de la uña del dedo pequeño.

Funciones y uso común

Revive la consciencia, regula el Corazón y calma la mente. Puede usarse para tratar los latidos acelerados y el dolor del corazón, aunque Corazón 9 no es muy comúnmente usado.

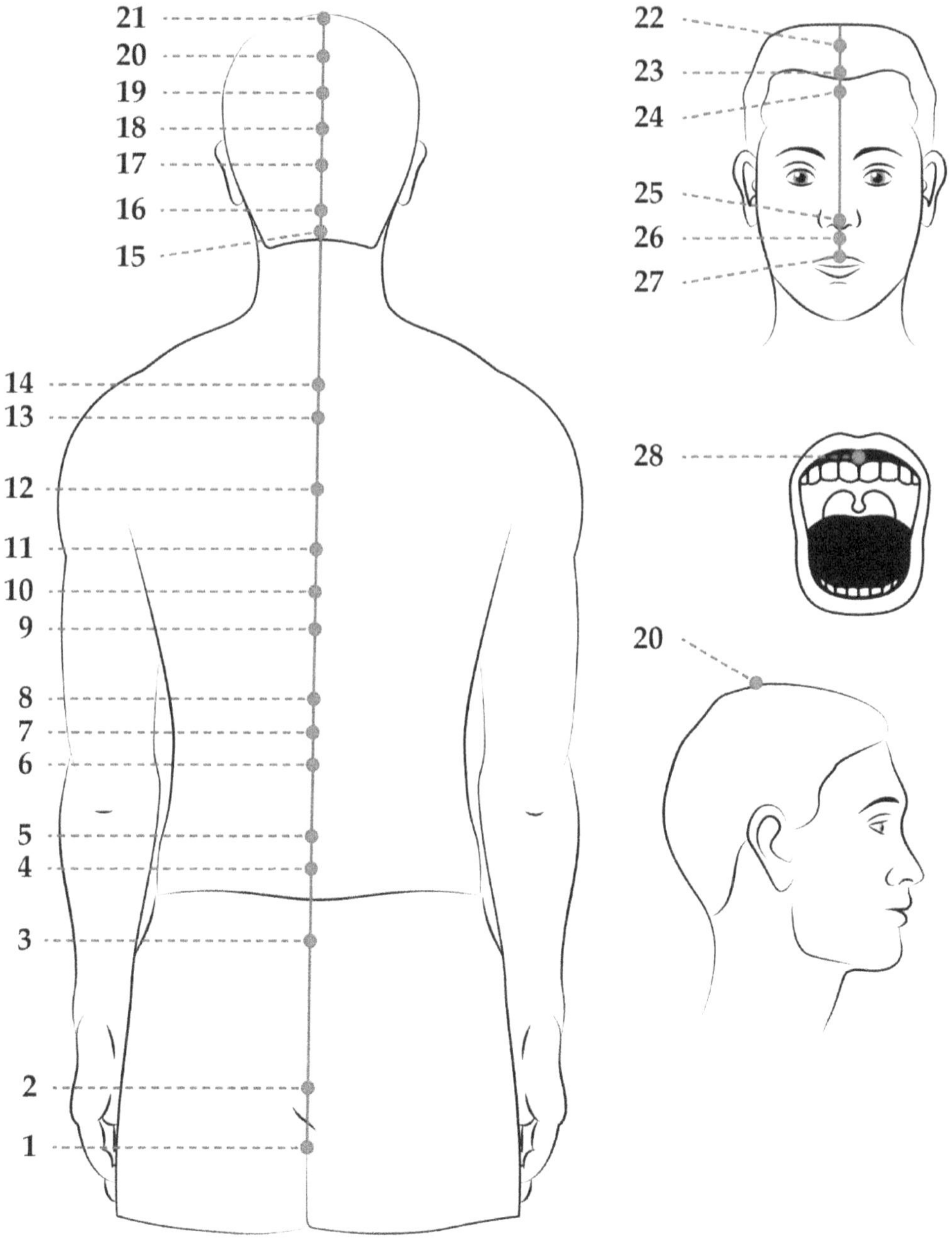

Meridiano Du – Vaso Gobernador

El meridiano Du es el nombre chino del meridiano que va a lo largo de la columna. También es llamado Vaso Gobernador. Dado que es más conocido por su nombre chino, es el que usaré aquí.

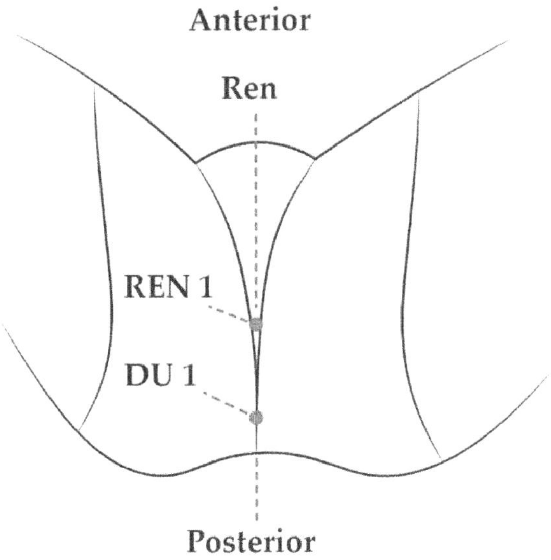

Du 1

Ubicado a mitad de la línea media (columna) entre la punta del coxis y el ano.

Funciones y uso común

Trata las hemorroides, prolapso rectal y dolor de la espalda baja. Este punto puede usarse en casos de emergencia, cuando existe una incapacidad de orinar o de retener la orina.

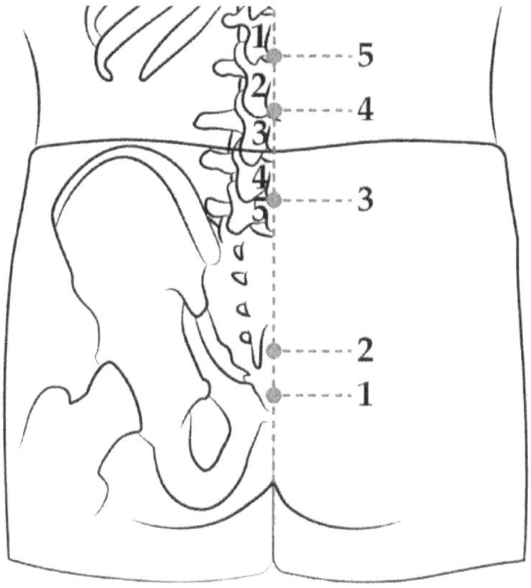

Du

Du 2

Ubicado en el hiato sacro, que es una brecha en el sacro (coxis).

Funciones y uso común

Trata el dolor de espalda baja, atrofia de pierna y hemorroides.

Du 3

Bajo la apófisis espinosa de la cuarta vértebra lumbar.

Funciones y uso común

Fortalece los riñones, y trata la espalda baja y las piernas.

Du 4

Bajo la apófisis espinosa de la segunda vértebra lumbar.

Funciones y uso común

Fortalece los riñones, trata el dolor de la espalda baja, la incontinencia y desórdenes renales, como la nefritis. Este punto se usa, a menudo, para tratar el dolor de la espalda baja.

Du 5
Bajo la apófisis espinosa de la primera vértebra lumbar.

Funciones y uso común
Trata el dolor de la espalda baja.

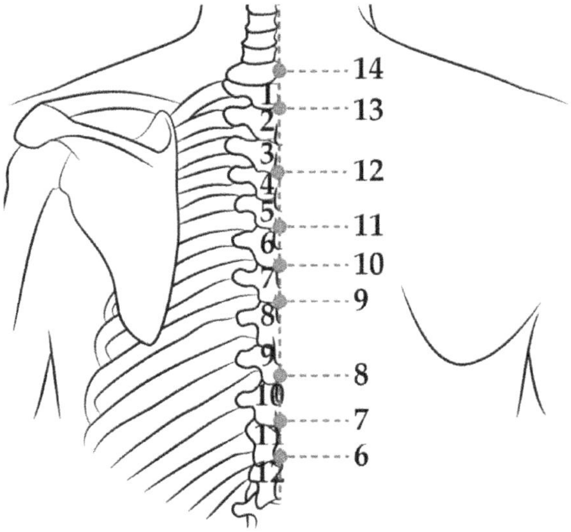

Du

Du 6
Bajo la apófisis espinosa de la undécima vértebra torácica.

Funciones y uso común
Trata el dolor de la espalda baja.

Du 7
Bajo la apófisis espinosa de la décima vértebra torácica.

Funciones y uso común
Trata el dolor y la rigidez de la espalda baja.

Du 8

Bajo la apófisis espinosa de la novena vértebra torácica.

Funciones y uso común

Trata la rigidez de la espalda y la epilepsia.

Du 9

Bajo la apófisis espinosa de la séptima vértebra torácica.

Funciones y uso común

Regula el hígado y la vesícula para tratar problemas como la ictericia y los cálculos biliares. Trata el dolor y la rigidez de la espalda. Mejora la circulación en el pecho.

Du 10

Bajo la apófisis espinosa de la sexta vértebra torácica.

Funciones y uso común

Regula y abre la circulación en el pecho para tratar la tos y el asma. Trata el dolor y la rigidez de espalda y cuello.

Du 11

Bajo la apófisis espinosa de la quinta vértebra torácica.

Funciones y uso común

Fortalece el corazón y calma la mente.

Du 12

Bajo la apófisis espinosa de la tercera vértebra torácica.

Funciones y uso común

Regula los pulmones y el corazón, calma la mente. Abre la circulación en el pecho y puede usarse para el asma, la bronquitis, la tos y la tos ferina.

Du 13

Bajo la apófisis espinosa de la primera vértebra torácica.

Funciones y uso común

Fortalece el sistema inmune, regula los pulmones y despeja el calor (inflamación) de los Pulmones. Trata el resfriado y la gripe y la rigidez del cuello.

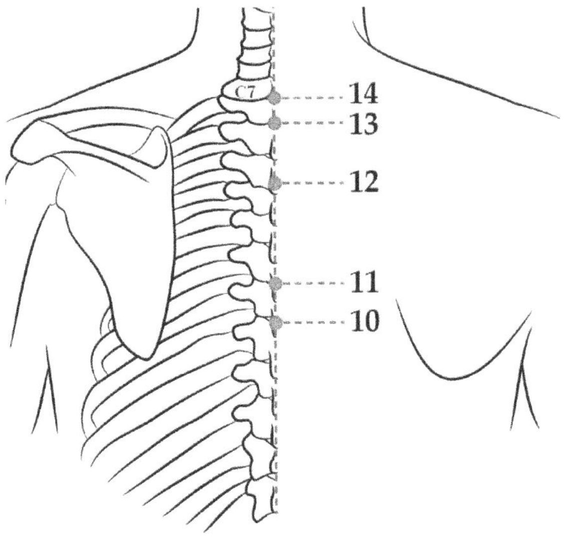

Du

Du 14

Bajo la apófisis espinosa de la séptima vértebra cervical.

Funciones y uso común

- Dolor de espalda
- Calma la mente
- Despeja el cerebro
- Resfriados y gripe
- Rigidez de columna en la parte alta de la espalda y el cuello

Este punto puede tratar el calor (inflamación) de Pulmón. Alivia la rigidez del cuello cuando no puedes voltear tu cabeza a un lado. También está indicado para tratar la tuberculosis, el enfisema y la urticaria.

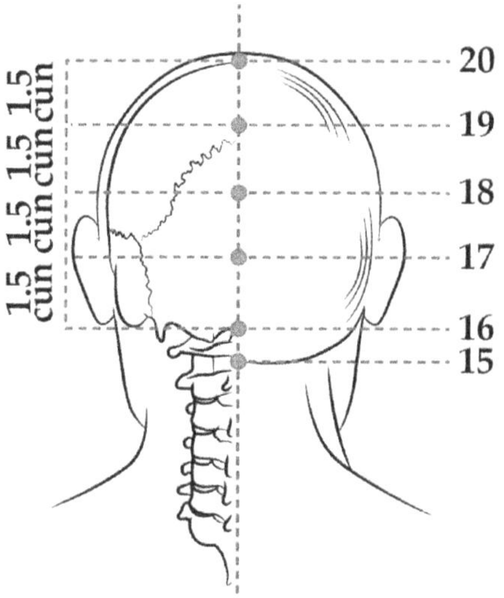

Du

Du 15

Un medio cun arriba de la línea de cabello posterior, bajo la apófisis espinosa de la primera vértebra cervical. Está ubicado de forma opuesta a la raíz de la lengua.

Funciones y uso común

Beneficia la lengua. Puede usarse para tratar la incapacidad de hablar después de un derrame, rigidez de la lengua y dolor de cuello.

Du 16

Ubicado 1 cun arriba de la línea de cabello posterior, en la depresión bajo la protuberancia occipital externa, o POE. Traducción: en la parte de atrás de tu cabeza hay una pequeña área huesuda que se siente como un nudo. Eso es la POE.

Funciones y uso común

Trata el dolor y la rigidez de cuello.

Du 17

Ubicado 1.5 cun arriba de Du 16, arriba de la protuberancia occipital externa, o POE.

Funciones y uso común

Este punto es llamado la "Puerta al Cerebro". Aclara el cerebro y beneficia a los ojos. Puede usarse para tratar la visión borrosa y el tinnitus.

Du 18

Ubicado 1.5 cun arriba de Du 17, a medio camino entre Du 16 y Du 20.

Funciones y uso común

Alivia el dolor para tratar los dolores de cabeza, y calma la mente.

Du 19

Ubicado a 1.5 cun arriba de Du 18.

Funciones y uso común

Alivia el dolor y calma la mente.

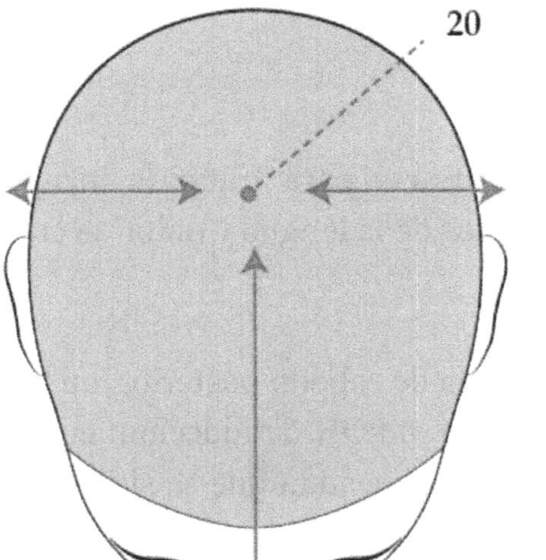

Cómo ubicar Du 20

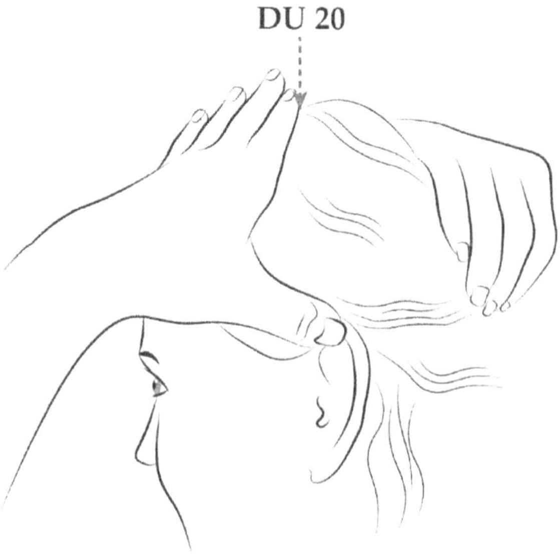

Du 20

Ubicado 7 cun arriba de la línea de cabello posterior. Puedes usar tus manos para ubicar este punto. Coloca la punta de tus pulgares en la parte superior de tus orejas, y la punta de tus dedos se encontrarán en la parte superior de tu cabeza, en la ubicación aproximada de Du 20. Sentirás una ligera hendidura en el punto.

Funciones y uso común

- Beneficia la cabeza y el cerebro
- Calma la mente
- Mejora la concentración
- Mejora la memoria
- Insomnio
- Abre los senos paranasales para tratar los bloqueos nasales
- Prolapso del útero o recto
- Sube y baja la energía según se requiera; regula la circulación
- Restaura el Yang colapsado
- Revive la consciencia

Este punto puede ser usado para tratar el prolapso rectal, así como el prolapso uterino. Mejora la memoria porque incrementa el flujo sanguíneo hacia el cerebro. Abre los senos paranasales para tratar las obstrucciones nasales que pueden ocasionar dolores de cabeza. Un Yang colapsado es cuando el cuerpo está tan débil que la persona se desmaya.

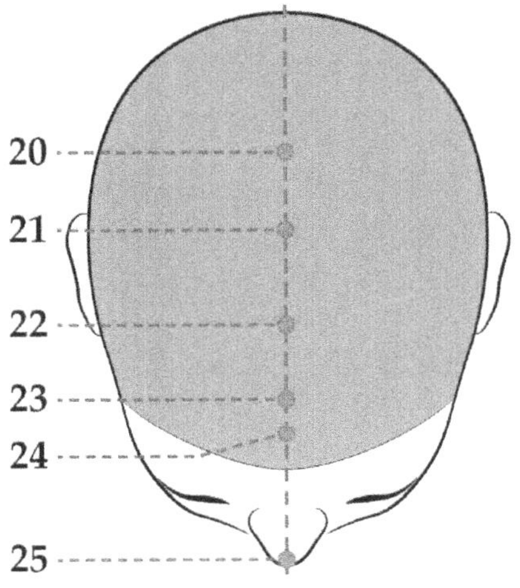

Du

Du 21

Ubicado 1.5 cun frente a Du 20.

Funciones y uso común

Puede usarse para tratar la visión borrosa y las secreciones nasales.

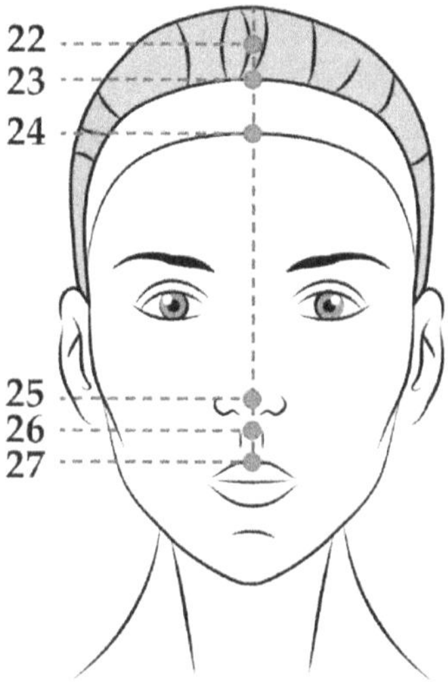

Du

Du 22

Ubicado 3 cun frente a Du 20.

Funciones y uso común

Beneficia la nariz, para tratar la congestión y secreción nasal.

Du 23

Ubicado 1 cun arriba de la línea del cabello frontal.

Funciones y uso común

Despeja la nariz para aliviar el bloqueo nasal, la inflamación nasal, los pólipos nasales y la incapacidad de distinguir malos olores. Trata el dolor de ojos y la miopía.

Du 24

Ubicado .5 cun arriba de la línea de cabello anterior.

Funciones y uso común

Calma la mente y trata la secreción nasal. Estimula la memoria, según Giovanni Maciocia.

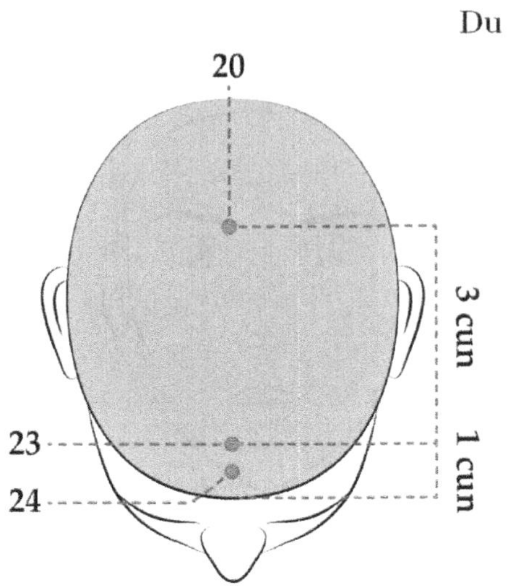

Du 25

En la punta de la nariz.

Funciones y uso común

Beneficia la nariz, y restaura la consciencia.

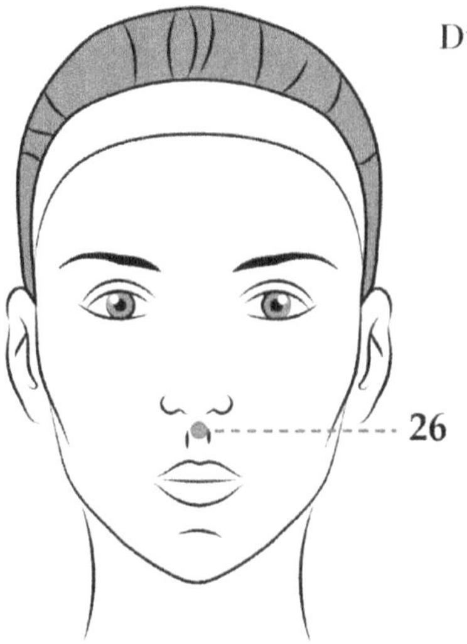

Du 26

Arriba del labio superior, en el medio. Divide la distancia entre la parte de arriba del labio superior y el borde de la nariz en tercios. Este punto está ubicado en el tercio superior.

Funciones y uso común

- Dolor agudo de espalda baja
- Calma la mente
- Despeja la nariz, trata la incapacidad de distinguir olores
- Coma
- Trismo
- Espasmos musculares
- Hemorragia nasal
- Regula la columna
- Punto de resucitación, revive la consciencia

Se puede usar Du 26 para tratar a alguien después de un derrame o convulsión. Fortalece la espalda para aliviar el dolor de espalda. Puede usarse para abrir los senos paranasales y aliviar el bloqueo nasal y la nariz mocosa. Este punto es el más importante para restaurar la consciencia después de un desmayo o derrame. Puede ayudar a prevenir los desmayos. Si usas acupresión, presiona fuertemente y en una dirección ascendente. Usar tus uñas o la punta de tu pulgar funcionará mejor.

Du 27

Ubicado en el margen superior del labio superior. Dado que Du 27 y Du 28 no son usados comúnmente, no he incluido una imagen más pequeña de estos. Puedes ver la ubicación en la imagen principal del meridiano.

Funciones y uso común

Este punto no es comúnmente usado. Está indicado para tratar labios rígidos y hemorragias nasales.

Du 28

Du 28 está ubicado dentro de la boca, sobre los dientes superiores, en el borde donde las encías superiores se encuentran con la piel del labio superior.

Funciones y uso común

Este punto no es comúnmente usado. Puede usarse para tratar problemas de encías.

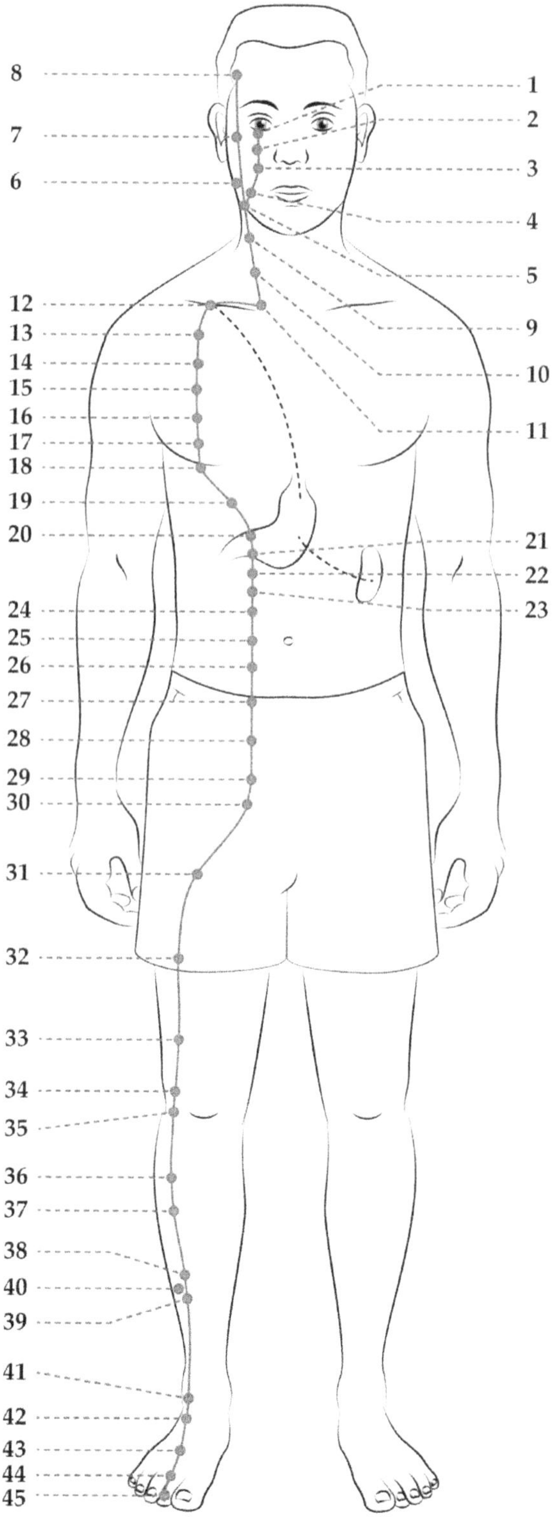

Meridiano Estómago

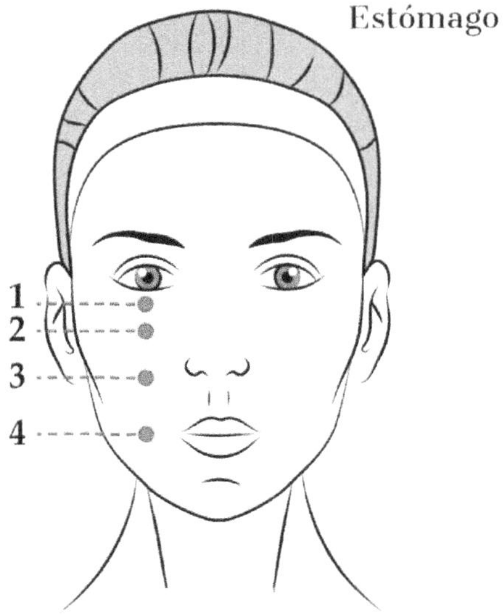

Estómago 1

Ubicado directamente debajo de la pupila, dentro del borde orbital, el cual es el hueso de la cuenca del ojo.

Funciones y uso común

Estómago 1 regula la circulación en los ojos, y se puede usar para tratar todos los desórdenes oculares, incluyendo conjuntivitis, dolor de ojos y exceso de producción lacrimal.

Estómago 2

Ubicado directamente debajo de la pupila, en el borde inferior de la cuenca del ojo.

Funciones y uso común

Este punto se puede usar para tratar enfermedades oculares en vez de Estómago 1. Estómago 2 trata la picazón en los ojos, exceso de producción lacrimal, neuralgia del trigémino, conjuntivitis, miopía, espasmos del párpado, dolor y enrojecimiento de los ojos y daltonismo. Está indicado para expulsar parásitos, para tratar ascárides en el conducto biliar. Puede abrir los senos paranasales para tratar los dolores de cabeza y la inflamación nasal.

Estómago 3

Ubicado directamente debajo de la pupila, en el nivel del borde inferior de la fosa nasal.

Funciones y uso común

Trata la parálisis facial, neuralgia del trigémino, espasmos del párpado, dolor de dientes, inflamación de los labios y mejillas y producción lacrimal excesiva.

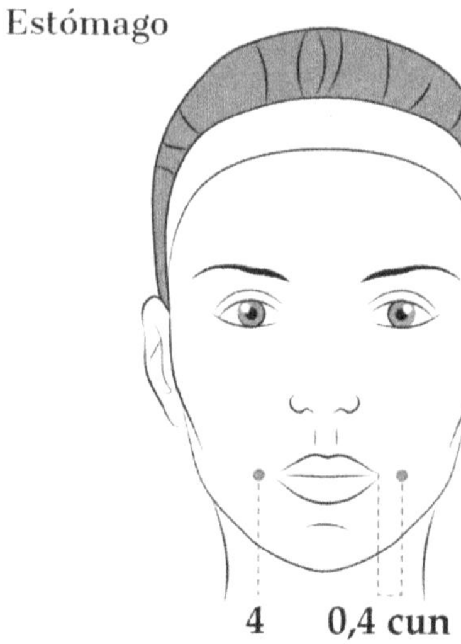

Estómago 4

Ubicado .4 cun lateral a la esquina de la boca.

Funciones y uso común

Trata la parálisis facial, neuralgia del trigémino, producción excesiva de saliva, desviación de la boca, dolor de dientes, espasmos en los párpados e incapacidad de cerrar el ojo. Este punto restaura fuertemente la circulación en el meridiano Estómago, para tratar desórdenes en el rostro. Al tratar los desórdenes de nervios, como la parálisis facial, el lado saludable y no afectado de la cara también se puede tratar.

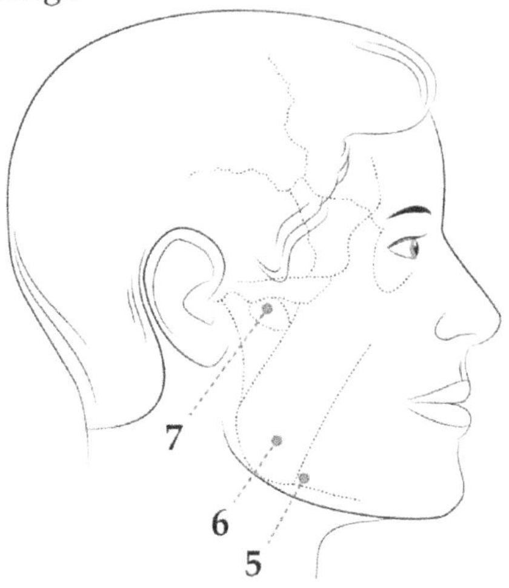

Estómago 5

Ubicado al frente del ángulo de la quijada, al frente del músculo masetero, en la depresión que se forma cuando la mejilla está abultada.

Funciones y uso común

Trata la parálisis facial, el dolor facial, rigidez de la mandíbula, hinchazón facial, desviación de la boca y dolor de dientes.

Estómago 6

Ubicado a 1 dedo de ancho anterior y superior al ángulo inferior de la mandíbula, en la prominencia del músculo masetero. Traducción: ubicado frente al y debajo del ángulo de la quijada; ubícalo con la mandíbula apretada, lo que causa un pequeño abultamiento en el músculo.

Funciones y uso común

Trata la parálisis facial, rigidez de mandíbula, dolor de dientes en la mandíbula inferior, garganta irritada, tensión en la mandíbula o ATM. Despeja los bloqueos en el meridiano que pueden ser causados por un derrame, o por apretar regularmente la mandíbula. Trata la dificultad para abrir la boca.

Estómago 7

Ubicado en el borde inferior del arco cigomático, o pómulo, en la depresión frente al proceso condilar de la quijada.

Funciones y uso común

- Sordera
- Dificultad para abrir la boca, como en casos de mandíbula rígida
- Dolor en el rostro
- Parálisis facial
- Dislocación de la mandíbula
- Tinnitus; zumbido en el oído
- ATM
- Dolor de dientes
- Neuralgia del trigémino

Estómago 7 se ubica al frente de la oreja y es muy efectivo para tratar desórdenes mandibulares. Tratar este punto relajará los músculos alrededor de la mandíbula y le permitirá a la mandíbula funcionar normalmente. El rechinar los dientes o apretar la mandíbula de forma regular por el estrés, pueden causar problemas en las articulaciones; los músculos tensos afectan la movilidad y alienación de la articulación.

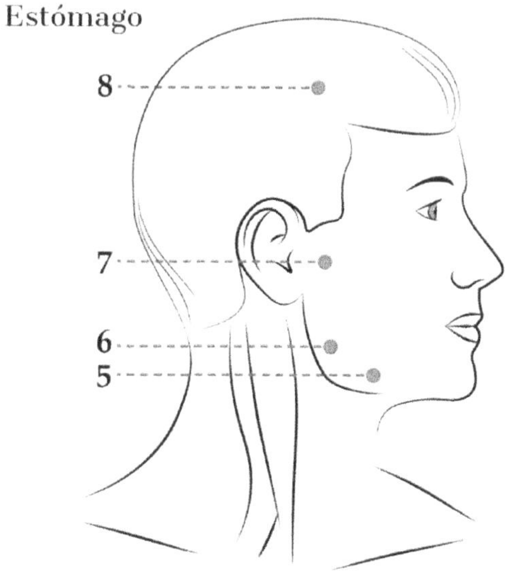

Estómago 8

Ubicado a .5 cun de la línea del cabello, en la esquina de la frente.

Funciones y uso común

Trata la visión borrosa, espasmos en el párpado y dolor repentino en el ojo. Mejora la circulación en los ojos y puede tratar la producción lacrimal excesiva.

Nota: Los puntos en el meridiano Estómago que están ubicados en el cuello y pecho no son comúnmente usados. Quise incluirlos como referencia.

Estómago

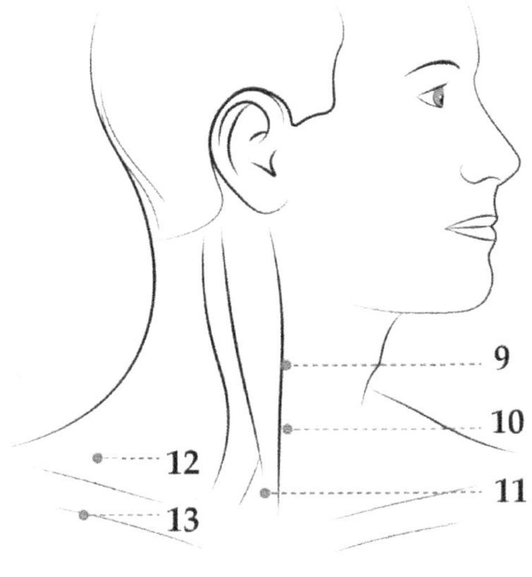

Estómago 9

Ubicado en el cuello, 1.5 cun lateral a la laringe.

Funciones y uso común

Humedece la garganta, y puede usarse para tratar las dificultades para tragar.

Estómago 10

En el borde anterior del músculo esternocleidomastoideo, a medio camino entre Estómago 9 y Estómago 11.

Funciones y uso común

Trata la garganta irritada.

Estómago 11

En el extremo medial de la clavícula, directamente debajo de E 9.

Funciones y uso común

Trata la garganta irritada.

Estómago 12

Ubicado en el medio de la fosa supraclavicular.

Funciones y uso común

Trata la garganta irritada, tos y dolor en la fosa supraclavicular, que es el área arriba de tu clavícula.

Estómago 13

Directamente debajo de Estómago 12, en el borde inferior del hueso de la clavícula.

Funciones y uso común

Trata la presión en el pecho, tos y asma.

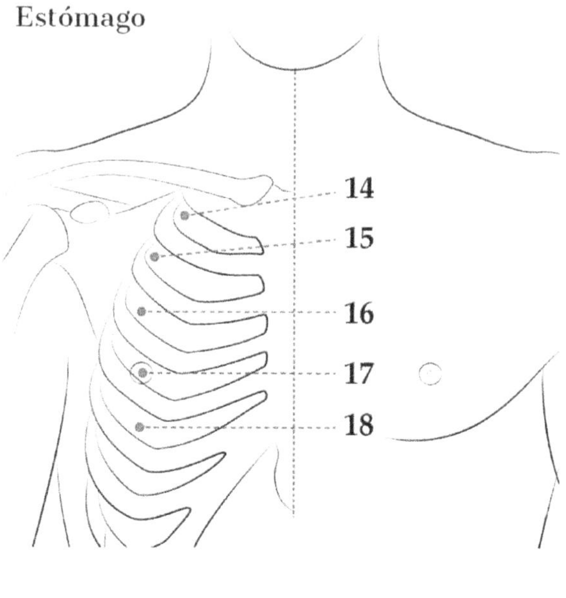

Estómago 14
Ubicado en el primer espacio intercostal, o entre las costillas, 4 cun lateral a la línea del medio.

Funciones y uso común
Trata la distensión en el pecho.

Estómago 15
Ubicado en el segundo espacio intercostal, 4 cun lateral a la línea del medio.

Funciones y uso común
Trata el dolor de seno y la mastitis. Trata los desórdenes pulmonares como tos, sibilancia y dificultad para respirar.

Estómago 16
Ubicado en el tercer espacio intercostal, 4 cun lateral a la línea del medio.

Funciones y uso común
Trata el dolor de pecho, dificultad para respirar, asma, desórdenes de los senos como abscesos en el seno, o mastitis.

Estómago 17
Ubicado en el pezón, en el cuarto espacio intercostal, 4 cun lateral a la línea del medio.

Funciones y uso común
Este punto se usa como punto de referencia anatómico, y no es comúnmente tratado.

Estómago 18
Ubicado en el quinto espacio intercostal, directamente debajo del pezón.

Funciones y uso común
Trata la lactancia insuficiente, mastitis y dolor de seno. Regula la circulación en los senos. Mejora la circulación en el pecho para tratar la tos, presión en el pecho, bronquitis y asma.

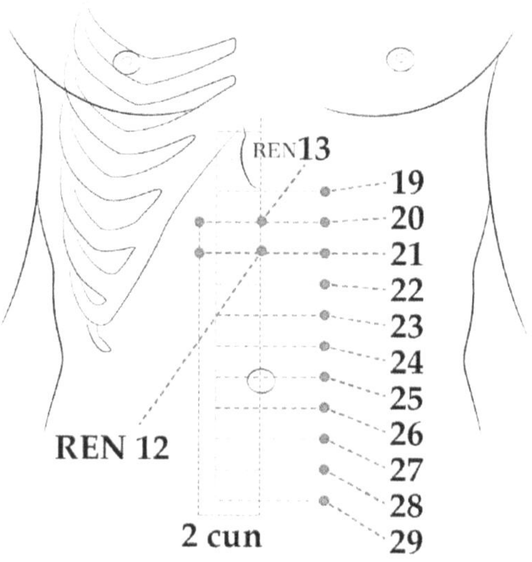

Estómago

Estómago 19

Ubicado 6 cun arriba del ombligo, 2 cun lateral a la línea del medio.

Funciones y uso común

Trata desórdenes del estómago como distensión abdominal, vómitos y dolor estomacal.

Estómago 20

Ubicado 5 cun arriba del ombligo, 2 cun lateral a la línea del medio.

Funciones y uso común

Trata el dolor de estómago, vómitos y distensión abdominal.

Estómago 21

Ubicado 4 cun arriba del ombligo, 2 cun lateral a la línea del medio. Ubicado al nivel de Ren 12.

Funciones y uso común

Trata dolor de estómago, distensión abdominal y vómitos. Regula la digestión.

Estómago 22

Ubicado 3 cun arriba del ombligo, 2 cun lateral a la línea del medio.

Funciones y uso común

Trata la distensión abdominal, diarrea y edema.

Estómago 23

Ubicado 2 cun arriba del ombligo, 2 cun lateral a la línea del medio.

Funciones y uso común

Trata el dolor estomacal, dolor abdominal y diarrea.

Estómago 24

Ubicado 1 cun arriba del ombligo, 2 cun lateral a la línea del medio.

Funciones y uso común

Trata el dolor de estómago y los vómitos. Calma la mente para aliviar la depresión maníaca. Una fuente indica que trata la psicosis maniaca. Por favor, recuerda que la medicina china trata los desórdenes emocionales a través de su propio sistema de diagnóstico de patrones de órganos.

Estómago

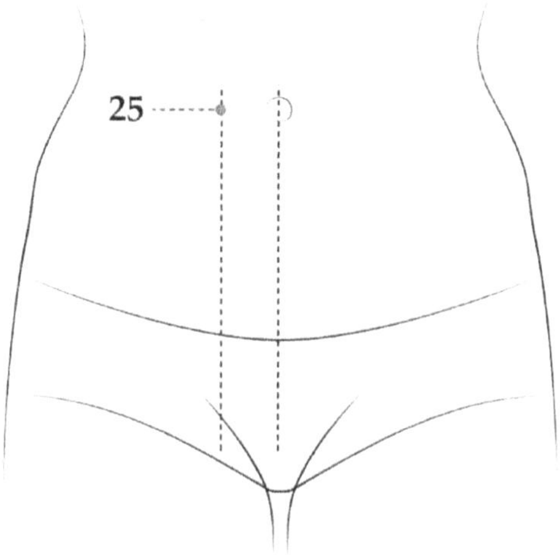

Estómago 25

Ubicado 2 cun lateral al ombligo.

Funciones y uso común

- Dolor abdominal
- Apendicitis
- Colitis
- Estreñimiento
- Diarrea
- Edema
- Absceso intestinal
- Obstrucción intestinal
- Humecta y regula los intestinos para tratar el estreñimiento
- Dolor de ombligo
- Pancreatitis
- Regula la digestión
- Regula la menstruación
- Regula los intestinos
- Vómitos

No se debe usar este punto durante el embarazo.

Este es un punto importante para tratar los desórdenes digestivos. Se combina con otros puntos para regular los intestinos y para tratar tanto el estreñimiento como la diarrea. Mejora la circulación en los intestinos, lo cual regula la función intestinal. Se puede usar después de una cirugía abdominal, para restaurar el funcionamiento normal.

Estómago 26

Ubicado 1 cun debajo del ombligo, 2 cun lateral a la línea del medio.

Funciones y uso común

Trata el dolor abdominal, hernia y dolor menstrual.

Estómago 27

Ubicado 2 cun debajo del ombligo, 2 cun lateral a la línea del medio.

Funciones y uso común

Trata la distensión abdominal y la hernia. Fortalece los riñones para mejorar la micción y trata el dolor al orinar. Trata la eyaculación precoz y las dificultades para orinar.

Estómago 28

Ubicado 3 cun debajo del ombligo, 2 cun lateral a la línea del medio.

Funciones y uso común

Trata la retención de orina y heces, micción dolorosa, nefritis, distensión abdominal, dolor de la espalda baja, dolor genital, estreñimiento y ciclos mensuales dolorosos. Según una fuente, ayuda a expulsar cálculos renales.

Estómago 29

Ubicado 4 cun debajo del ombligo, 2 cun lateral a la línea del medio.

Funciones y uso común

Trata el prolapso uterino, dolor vaginal e infertilidad, y regula la menstruación. Trata hernias, leucorrea y amenorrea, que es la ausencia anormal del periodo.

Estómago 30

Ubicado 5 cun debajo del ombligo, 2 cun lateral a la línea del medio. Estómago 30 está en el área inguinal; este punto no es comúnmente usado.

Funciones y uso común

Regula la menstruación, trata la infertilidad y ciclos menstruales dolorosos. Una fuente dice que restaura el útero a su forma original después del parto. Trata el dolor genital y el dolor abdominal.

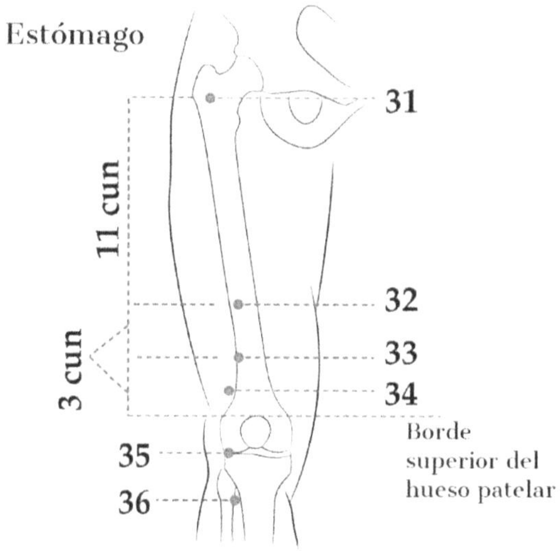

Estómago 31

Ubicado debajo de la espina ilíaca anterior superior, al nivel del borde inferior de la sínfisis púbica.

Funciones y uso común

Trata la atrofia o parálisis de pierna y cadera, dolor de cadera, dolor de pierna, adormecimiento y dolor en la pierna. Se puede combinar con E 36 y E 41 para aliviar el dolor y restaurar el funcionamiento normal de la pierna y la cadera.

Estómago 32

Ubicado a 6 cun de la rótula, en la línea que conecta a la espina ilíaca anterior superior y el borde lateral de la rótula.

Funciones y uso común

Trata el dolor de rodilla, parálisis de los músculos de la rodilla, dolor de la espalda baja y urticarias.

Estómago 33

Ubicado a 3 cun del borde superior de la rótula, en la línea entre el borde lateral de la rótula y la espina ilíaca anterior superior.

Funciones y uso común

Alivia el dolor de la espalda baja, piernas y rodillas débiles y dolor de muslo. Trata el dolor y rigidez de la pierna y la rodilla.

Estómago 34

Ubicado 2 cun arriba del borde superior de la rótula.

Funciones y uso común

Trata el dolor e inflamación de rodilla, y el dolor de pierna. Trata el reflujo ácido y el dolor estomacal.

Este es un punto importante para tratar el dolor de rodilla. A menudo se combina con Estómago 35 y 36, así como con Bazo 9 y 10 y He Ding, que está en la parte superior de la rodilla. Combinar estos puntos mejora significativamente el flujo de sangre en la rodilla para aliviar el dolor y sanar la rodilla después de una lesión, o para tratar la osteoartritis en la rodilla y prevenir la necesidad de cirugía. La articulación de la rodilla es grande, y se ve fácilmente afectada por la falta de circulación sanguínea saludable.

La rodilla de uno de mis pacientes se rompió en dos. Tuvo que someterse a una cirugía para unirla, pero después de la operación, como te podrás imaginar, sentía mucho dolor en la rodilla. Me di cuenta de que se había desarrollado un tejido cicatrizal alrededor de su rótula, dado que había estado inmóvil por más de un mes.

El tejido conectivo en la parte superior de la rótula se había encogido, o el tejido cicatrizal se había acumulado, o ambos. El hecho es que coloqué cerca de 30 agujas en la parte superior de la rótula. Apenas inserté las agujas en su piel; fue solo para penetrar la piel y el tejido de la articulación. Esto no es algo que aprendes en la escuela, sino que tienes que adaptarte cuando los pacientes no responden como lo esperabas. Después de que traté su rodilla de esta forma, su dolor había desaparecido casi por completo.

Este caso demuestra por qué es importante recordar que tu acupunturista elegirá los puntos que necesitas según su formación y cómo tú respondes a cada tratamiento. Quizás te trate puntos completamente diferentes cada vez que te hagas acupuntura. Todos los tipos de acupuntura son efectivos; existen muchas formas de tratar enfermedades con acupuntura.

Estómago 35

Ubícalo con la rodilla flexionada; este punto está en el borde inferior de la rótula, en la depresión lateral al ligamento patelar. La patela es la rótula, y el ligamento patelar es el tejido conectivo de la rótula.

Funciones y uso común

Trata el dolor e hinchazón de rodilla, así como el adormecimiento y la atrofia de la parte baja de la pierna.

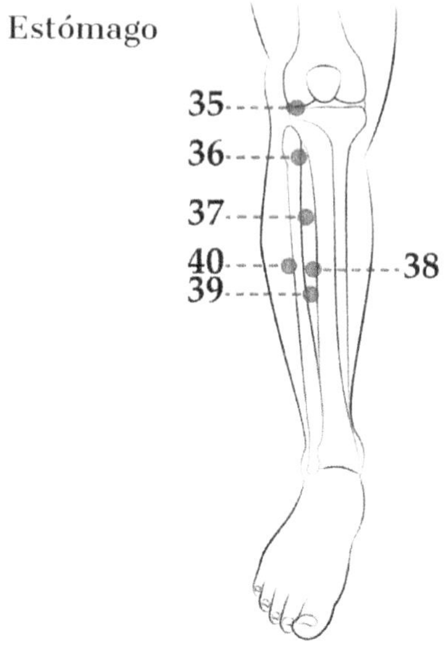

Estómago 36

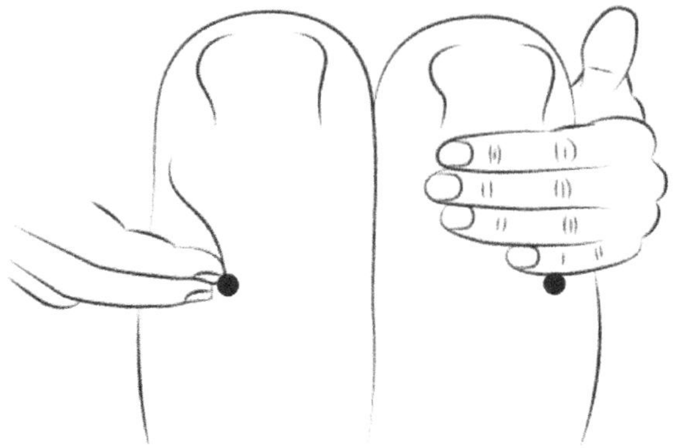

Estómago 36
Ubicado 3 cun debajo de Estómago 35, y al ancho de un dedo desde la cresta anterior al hueso de la tibia.

Se puede ubicar Estómago 36 de varias maneras. Puedes colocar tu mano sobre tu rodilla para medir el punto. El dedo índice se coloca al nivel de los ojos de la rodilla, que son las pequeñas depresiones a ambos lados de tu rótula. El punto está justo debajo de tu dedo meñique. También puedes verificar la ubicación usando la tibia, o hueso de la pantorrilla.

Funciones y uso común
Estómago 36 es, quizás, el punto más comúnmente usado en la acupuntura. Tiene tantas funciones que las separaré según sus indicaciones, para hacerlas más fáciles de entender. La acupresión es efectiva en este punto.

Regula y fortalece el Bazo y Estómago

- Presión abdominal
- Dolor abdominal
- Eructos
- Estreñimiento
- Espasmos del diafragma

- Diarrea
- Dificultad para tragar
- Edema, retención de fluidos
- Fatiga
- Gastritis
- Hipo
- Indigestión
- Mastitis
- Náuseas
- Pancreatitis
- Bajo apetito
- Prolapso de órganos
- Dolor estomacal
- Vómitos

Regula y fortalece los Pulmones

- Asma
- Dificultad para respirar
- Tos
- Fatiga
- Tónico del sistema inmune; puede usarse para alergias, resfriado y gripe, y debilidad general del sistema inmune
- Dificultad para respirar

Regula y humecta los intestinos

- Dolor abdominal
- Apendicitis
- Estreñimiento
- Diarrea
- Enteritis, inflamación de los intestinos
- Abscesos intestinales

Regula y fortalece el sistema inmune

- Alergias
- Resfriados y gripe
- Urticaria

Varios

- Anemia, ayuda a generar sangre
- Beneficia la lactancia
- Visión borrosa
- Abscesos en los senos
- Dificultad para tragar
- Mareos
- Hemiplejia
- Presión arterial alta, combina con otros puntos para tratar la causa subyacente
- Dolor de rodilla, combinado con otros puntos
- Debilidad de la rodilla
- Dolor en la pierna
- Parálisis en la pierna
- Piernas débiles
- Leucorrea
- Mastitis

Este punto es uno de los mejores puntos del cuerpo para mejorar los niveles de energía. Mejora la digestión y alivia la fatiga. Se le llama "Tres Millas de la Pierna", porque se dice que incluso cuando estás en el punto del agotamiento, puedes tratar este punto y caminar tres millas más.

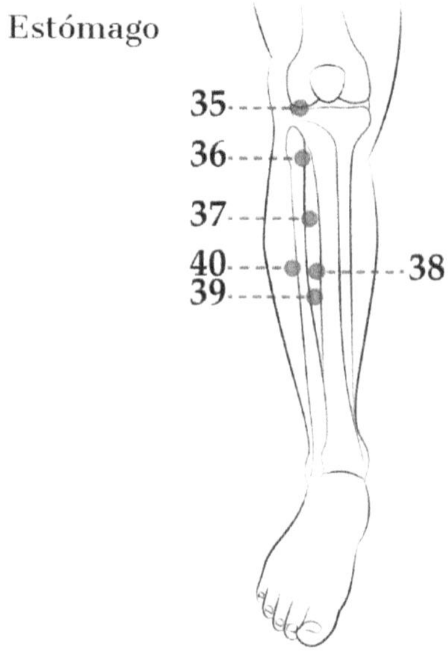

Estómago 37

Ubicado 3 cun debajo de Estómago 36, al ancho de un dedo lateral a la cresta del hueso de la tibia, que también se llama hueso de la espinilla.

Funciones y uso común

- Dolor y distensión abdominal
- Apendicitis
- Diarrea
- Enteritis, inflamación de los intestinos
- Gastritis
- Indigestión
- Abscesos intestinales
- Obstrucción intestinal
- Dolor y adormecimiento de pierna
- Debilidad y atrofia de pierna
- Regula los intestinos y el estómago
- Resuelve el estancamiento de los intestinos

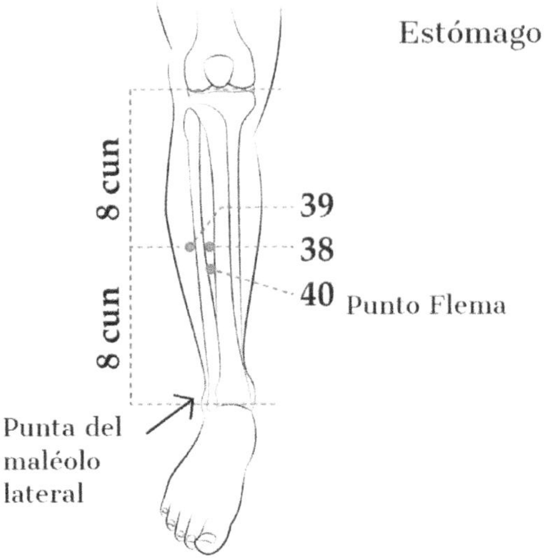

Estómago 38

Ubicado a medio camino entre el ojo de la rodilla y la punta del maléolo lateral, que es el hueso del tobillo en la cara externa de la pierna. Ubicado 2 cun debajo de E 37.

Funciones y uso común

- Dolor o rigidez de hombro
- Dolor o atrofia de la pierna
- Calor en la planta del pie
- Pie caído, dificultad para levantar la parte frontal del pie

Estómago 38 trata el dolor de hombro. En algunos casos, el alivio del dolor es inmediato. Se puede añadir puntos adicionales para tratar el hombro. Los puntos en el hombro se pueden usar para restaurar la circulación y ayudar a descomponer el tejido cicatrizal que, a menudo, dificulta el movimiento.

Estómago 39

Ubicado 3 cun debajo de Estómago 37, a un dedo de ancho desde la cresta del hueso de la tibia.

Funciones y uso común

- Regula los intestinos
- Dolor en la parte baja de la espalda relacionados con los genitales
- Dolor de la parte baja del abdomen
- Abscesos en el seno
- Dolor o parálisis de la parte baja de la pierna

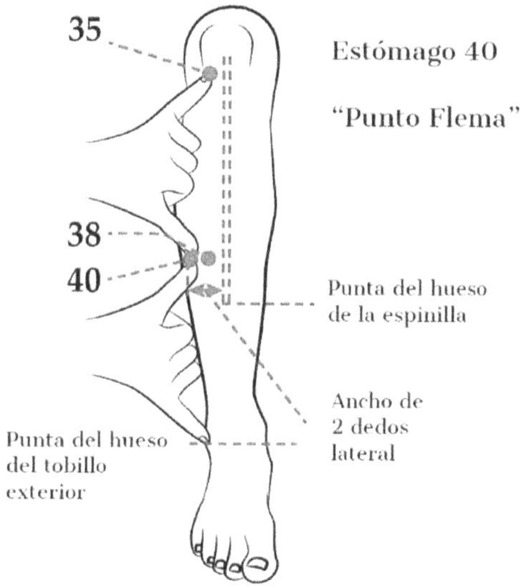

Estómago 40

Ubicado a medio camino entre el ojo de la rodilla y el maléolo lateral, o hueso de la cara externa del tobillo. Para ubicarlo, coloca tu dedo meñique sobre la punta del hueso de la parte externa del tobillo, y el meñique de la otra mano en el ojo de la rodilla, que es la pequeña hendidura en tu rótula. El punto medio está ubicado donde tus pulgares se encuentran en el medio. El punto está ubicado en este nivel, a 2 dedos de ancho de tu tibia, o hueso de la espinilla.

Funciones y uso común

- Asma
- Bronquitis
- Calma la mente
- Problemas del pecho o pulmón

- Dolor en el pecho por problemas pulmonares
- Síntomas de resfriado y gripe con producción excesiva de mucosidad
- Tos causada por un exceso de mucosidad
- Estreñimiento
- Tos
- Mareos
- Dolor o parálisis de la parte baja de la pierna
- Neumonía
- Regula los intestinos
- Regula el estómago
- Dificultad para respirar por mucosidad en los pulmones
- Fuego del Estómago; gastritis
- Dolor, obstrucción e hinchazón de garganta
- Transforma la flema
- Sibilancia
- Tos ferina

A Estómago 40 se le llama el *Punto Flema*. Ayuda a resolver la flema, o moco, en cualquier parte del cuerpo. Es útil para resfriados y gripe, ya que ayuda a curar la mucosidad. Se puede combinar este punto con Estómago 36, Intestino Grueso 4 y 11 y Pulmón 7. Esto potencia el sistema inmune y resuelve la flema.

Las personas a menudo cancelan sus citas de acupuntura cuando tienen un resfriado o gripe, pero la verdad es que hacerte acupuntura puede ayudarte a solucionar tu resfriado o gripe de forma más rápida. Una vez traté a mi papá cada 2 horas y, al día siguiente, estaba casi libre de síntomas. Tenía una tos horrible por un resfriado, y necesitaba mejorar rápidamente, así que le hice tratamientos frecuentes. Al día siguiente casi no tosió estaba casi completamente bien.

Cuando se hace un tratamiento para el exceso de mucosidad, usando Estómago 40, los pacientes, a menudo, comienzan a toser después de que se retiran las agujas. Eso muestra que el moco en los pulmones se está resolviendo. Tu cuerpo comienza a curarse a través de la tos, que es la forma que tiene de expulsar la mucosidad. También se puede usar este punto para tratar el asma, el cual se describe como la retención de moco en los pulmones, obstruyendo la función normal del Pulmón. Para tratar el asma, este punto se debería combinar con otros puntos y con medicina herbal china.

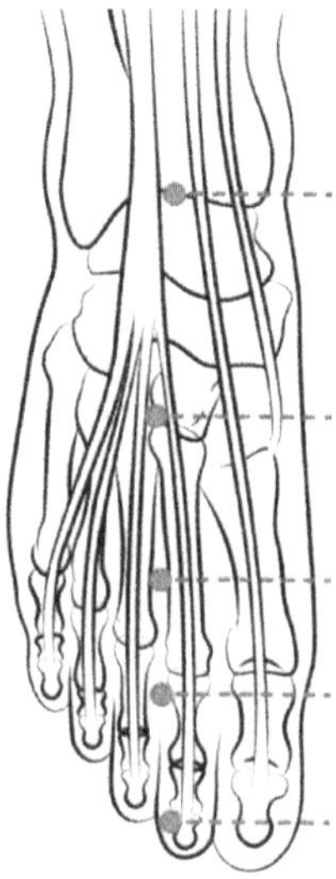

Estómago 41

Ubicado en el tobillo, al nivel del maléolo lateral, o hueso de la cara externa del tobillo, en la depresión entre los tendones.

Funciones y uso común

- Dolor de tobillo
- Pie caído
- Dolor de pie
- Dolor de cabeza en la frente, causado por problemas en el Estómago
- Dolor, atrofia o rigidez en la parte baja de la pierna
- Fuego del Estómago, o gastritis

Este punto es usado comúnmente para restaurar el funcionamiento normal del pie, o para tratar el dolor de pie o dolor en los dedos del pie.

Estómago 42

Ubicado entre los huesos segundo y tercero del pie, a 1.5 cun de E 41.

Funciones y uso común

- Despeja el calor en el meridiano Estómago
- Dolor o debilidad del pie
- Parálisis o hinchazón facial
- Atrofia del pie

Estómago 43

Ubicado entre los huesos segundo y tercero del pie.

Funciones y uso común

- Edema facial, o hinchazón por exceso de fluidos
- Pie caído
- Dolor o hinchazón del pie
- Regula el bazo para tratar el edema, o retención de fluidos
- Regula el estómago y los intestinos
- Dolor o rigidez de los dedos del pie

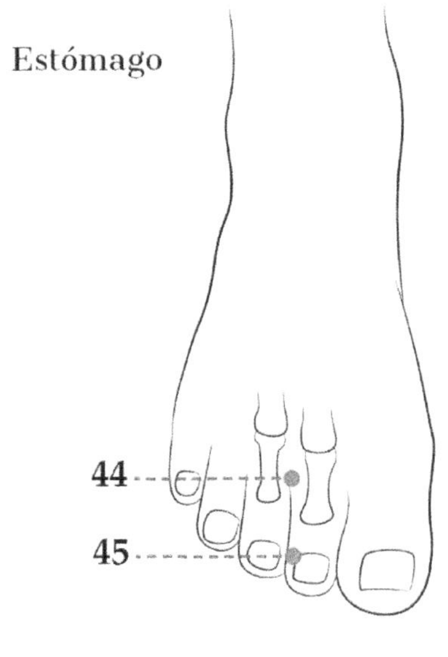

Estómago 44

Ubicado entre el segundo y tercer dedo del pie, a .5 cun del margen del pie.

Funciones y uso común

- Manos y pies fríos cuando el cuero está caliente
- Estreñimiento
- Espasmos del diafragma
- Diarrea
- Parálisis facial
- Dolor del pie, o hinchazón en la parte de arriba del pie
- Rigidez en la mandíbula
- Regula los intestinos
- Dolor de dientes
- Neuralgia del trigémino

Estómago 45

Ubicado a .1 cun de la esquina de la uña del segundo dedo del pie.

Funciones y uso común

Estómago 45 despeja del calor del meridiano Estómago, y restaura la consciencia. Trata la hinchazón facial y la desviación de la boca, así como la rigidez de la mandíbula.

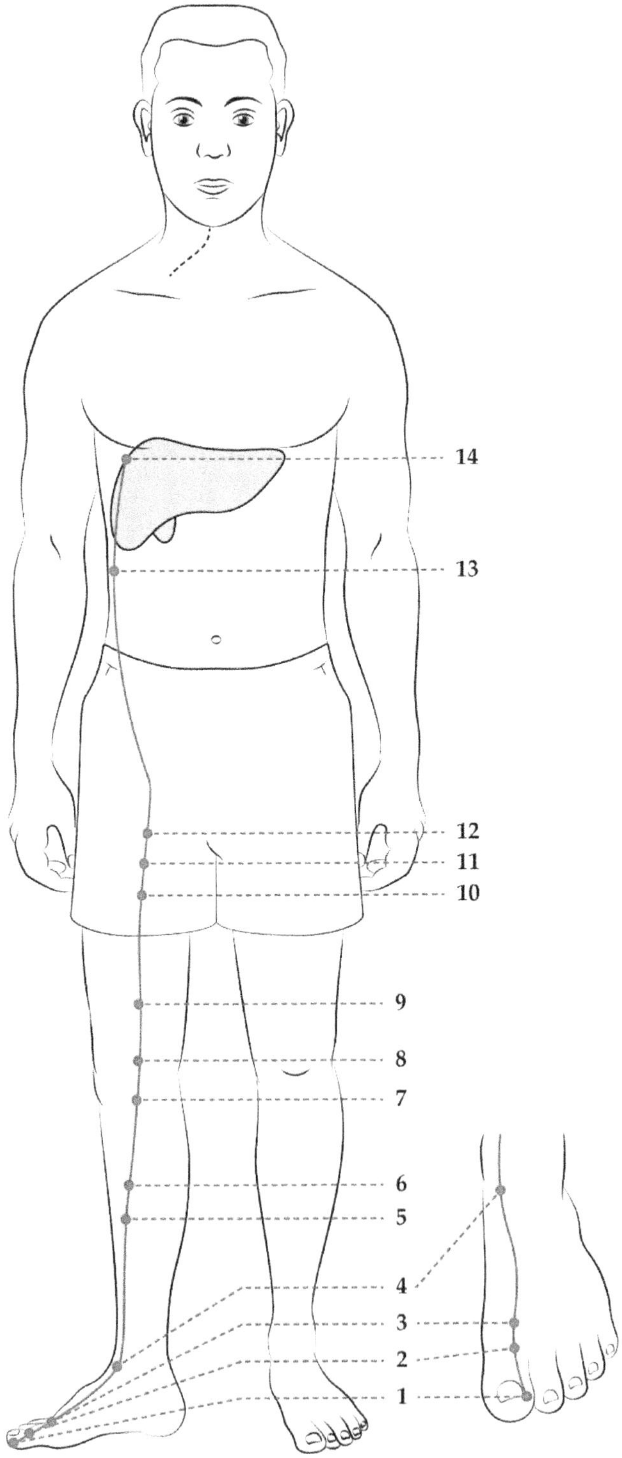

Meridiano Hígado

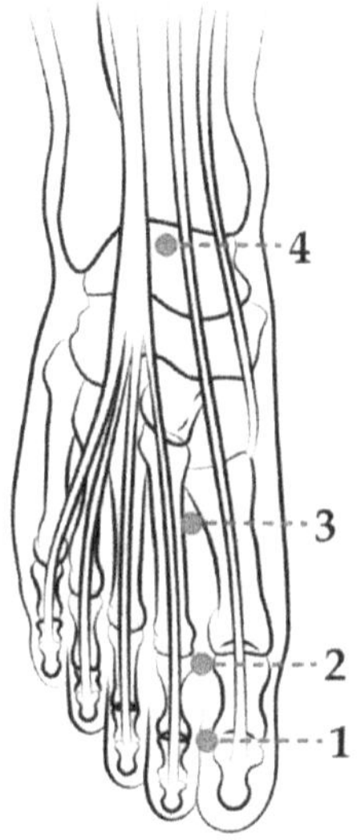

Hígado

Hígado 1

En el lateral del dedo gordo del pie, a .2 cun de la esquina de la uña.

Funciones y uso común

Regula el hígado. Se puede usar para la hinchazón genital, menstruación irregular y hernia inguinal. Contiene la sangre, lo que significa que se puede usar para todo tipo de sangrados uterinos anormales, así como en casos de sangre en la orina o heces.

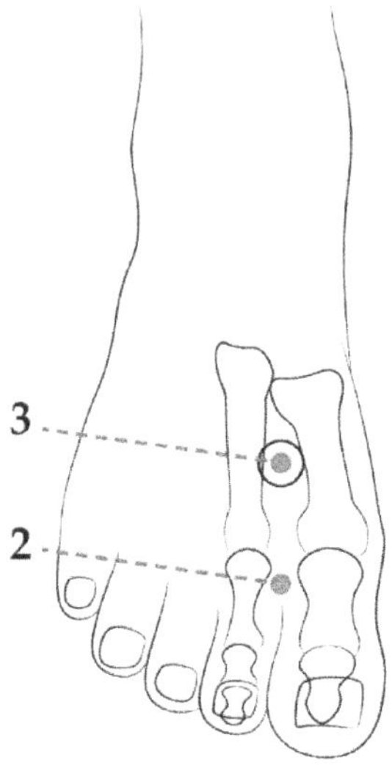

Hígado

Hígado 2

Entre el dedo gordo del pie y el segundo dedo, en el margen del pliegue.

Funciones y uso común

- Sangrado uterino anormal debido al Fuego, que es calor extremo
- Despeja el Fuego del Hígado
- Convulsiones
- Mareos
- Dolor genital
- Dolor de cabeza
- Hepatitis
- Hernia
- Hipertensión
- Insomnio
- Ictericia
- Problemas menstruales, incluyendo dolor
- Hemorragias nasales
- Regula el Qi del Hígado
- Irritabilidad severa, con una sensación de calor en el rostro
- Detiene el sangrado causado por síntomas de calor
- Controla el Yang del Hígado

- Tinnitus
- Trata el calor húmedo en el abdomen bajo; esto se puede manifestar de muchas formas, incluyendo una infección del tracto urinario
- Trata la depresión causada por problemas del Hígado

Hígado 2 es un punto importante, porque trata síntomas del Fuego del Hígado y el calor en la sangre. Ten en cuenta que algunos de estos síntomas pueden ser causados por otros desequilibrios. El tinnitus, por ejemplo, puede estar relacionado con una debilidad en el Riñón. Se debe hacer un diagnóstico completo de todos los síntomas.

Hígado 2 es uno de los principales puntos para tratar la irritabilidad. Depura fuertemente el calor o el Fuego del Hígado y alivia el estrés. Se puede combinar este punto con Hígado 3. Trata las emociones cuando alguien está muy irritable, que se le pone la cara roja o tiene una sensación de calor en el rostro cuando se irrita o se estresa. Si una persona "explota" o se enoja fácilmente, considera usar este punto. Hígado 2 y 3 son usados para tratar el estrés, que es causado a menudo por desequilibrios en el Hígado según la medicina china.

Hígado 3

Ubicado entre el primer y el segundo dedo del pie, aproximadamente 1.5 cun arriba del pliegue entre los dedos. Por favor, ten en cuenta que el tamaño de los huesos de tu pie determina qué tan lejos está este punto del pliegue entre los dedos; todo el mundo es diferente. Se ubica en la depresión entre los huesos metatarsianos primero y segundo (huesos en el pie).

Para ubicar Hígado 3, puedes recorrer con tu dedo desde el plague entre los dedos hacia los huesos del pie; encontrarás una pequeña hendidura justo antes de que llegues a los huesos del pie. La imagen muestra el punto con un círculo a su alrededor, para que puedas ver que Hígado 3 está ubicado en una pequeña cavidad en el pie.

Funciones y uso común

- Visión borrosa
- Mareos
- Problemas oculares
- Suspiros frecuentes
- Dolores de cabeza
- Hepatitis
- Hernia
- Presión arterial alta
- Insomnio
- Menstruación irregular
- Ictericia
- Dolores de cabeza tipo migrañas
- Náuseas matutinas
- Náuseas
- Regula la sangre
- Regula las hormonas
- Regula el Qi del Hígado
- Relaja todo el cuerpo
- Desorden de feto inquieto; la acupuntura ayuda a calmar al bebé en el útero
- Calma el Yang del Hígado en aumento
- Alivio del estrés
- Trata la depresión causada por el estrés
- Prolapso uterino
- Vértigo, punto principal
- Problemas de visión
- Vómitos

La mayoría de las personas necesitan tratarse Hígado 3. Alivia el estrés y es muy relajante. Trata todas las enfermedades que se originan en el Hígado según la medicina china. Trata los dolores de cabeza tipo migraña y ayuda a aliviar la tensión muscular. La acupresión es efectiva en este punto. Se pueden aplicar bolitas magnéticas según se requiera. Recuerda retirar las bolitas magnéticas tras ocho horas, o el punto dejará de responder temporalmente al tratamiento.

El Yang del Hígado en aumento se observa, a menudo, en la presión arterial alta. El estrés afecta al Hígado, el cual entonces sube a la cabeza. Controlar la ira y la presión arterial alta son medidas importantes para prevenir derrames. La acupuntura alivia el estrés y la ira.

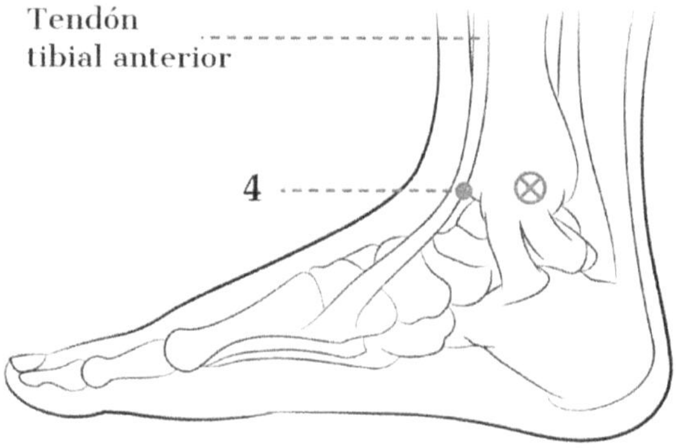

Hígado

Hígado 4

Ubicado 1 cun frente al maléolo medial (hueso de la cara interna del tobillo). Ubicado en la depresión del lado medial del tendón tibial anterior.

Funciones y uso común

Regula el Qi del Hígado, y despeja el calor. Despeja el calor en el Hígado y la Vesícula Biliar. Se puede usar para la ictericia y el dolor genital.

Hígado 5

Ubicado 5 cun arriba de la punta del maléolo medial, cerca del borde posterior medial del hueso de la tibia.

Funciones y uso común

Regula el hígado y despeja el calor húmedo. Se puede usar para tratar desórdenes como la hernia y los problemas menstruales.

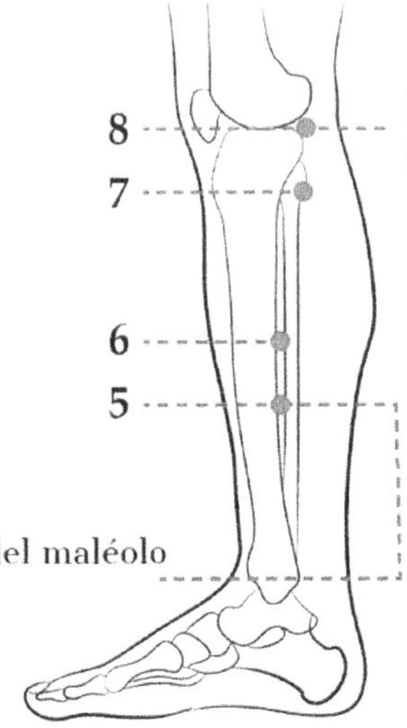

Hígado

Hígado 6

Ubicado 7 cun arriba de la punta del maléolo medial, cerca del borde medial de la tibia.

Funciones y uso común

Regula el Qi del Hígado.

Hígado 7

Ubicado detrás y abajo del cóndilo medial de la tibia, en la porción superior de la cabeza medial del músculo gastrocnemio.

Funciones y uso común

Se puede usar para el dolor de rodilla.

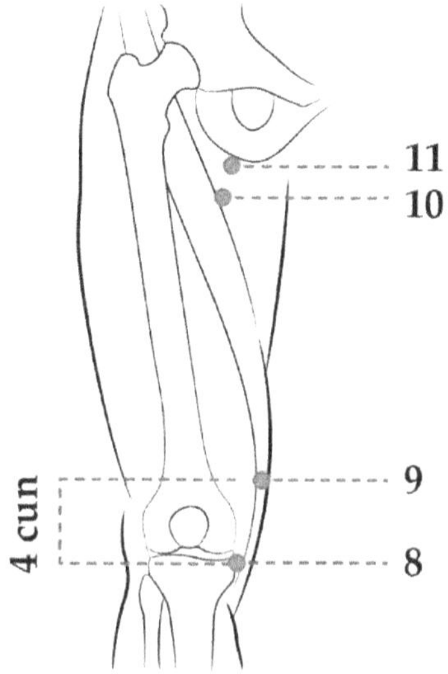

Hígado

Hígado 8

Se ubica con la rodilla flexionada; está en la depresión al final de la fosa poplítea (pliegue de la rodilla).

Funciones y uso común

Despeja el calor húmedo de la parte baja del cuerpo, beneficia el útero y regula la menstruación.

Hígado 9

Ubicado 4 cun arriba del epicóndilo del fémur.

Funciones y uso común

Regula la menstruación.

Hígado 10

Ubicado 3 cun debajo de E 30, en el borde lateral del músculo aductor largo.

Funciones y uso común

Trata la distensión abdominal, el prolapso uterino y el dolor en los testículos.

Hígado 11

Ubicado 2 cun debajo de E 30, en el borde lateral del músculo aductor largo.

Funciones y uso común

Beneficia el útero, pero no es comúnmente usado.

Hígado 12

Ubicado inferior y lateral a la sínfisis púbica, .5 cun lateral al meridiano Ren, en el surco inguinal. Por favor, consulta la imagen principal para ubicarlo. Este punto está en el área púbica y no es comúnmente usado.

Funciones y uso común

Este punto pudiera usarse para problemas genitales, pero no es comúnmente usado.

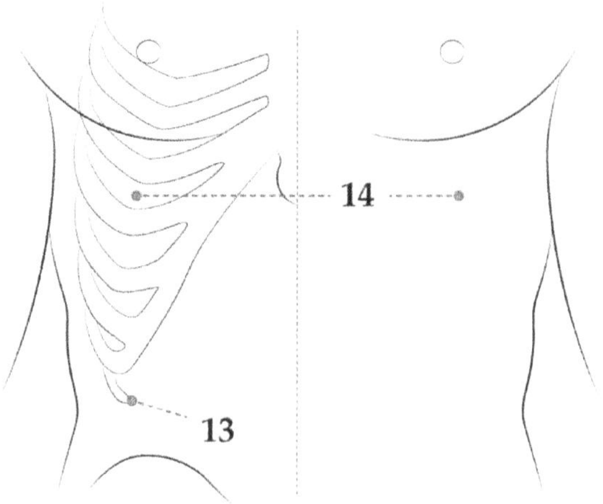

Hígado

Hígado 13

En el lateral del abdomen, debajo del extremo libre de la 11° costilla flotante.

Funciones y uso común

Regula el Hígado y mejora la digestión.

Hígado 14

Directamente debajo del pezón, en el sexto espacio intercostal.

Funciones y uso común

Regula el Hígado y la Vesícula Biliar. Pudiera usarse para tratar la hepatitis, pancreatitis y otras enfermedades hepáticas.

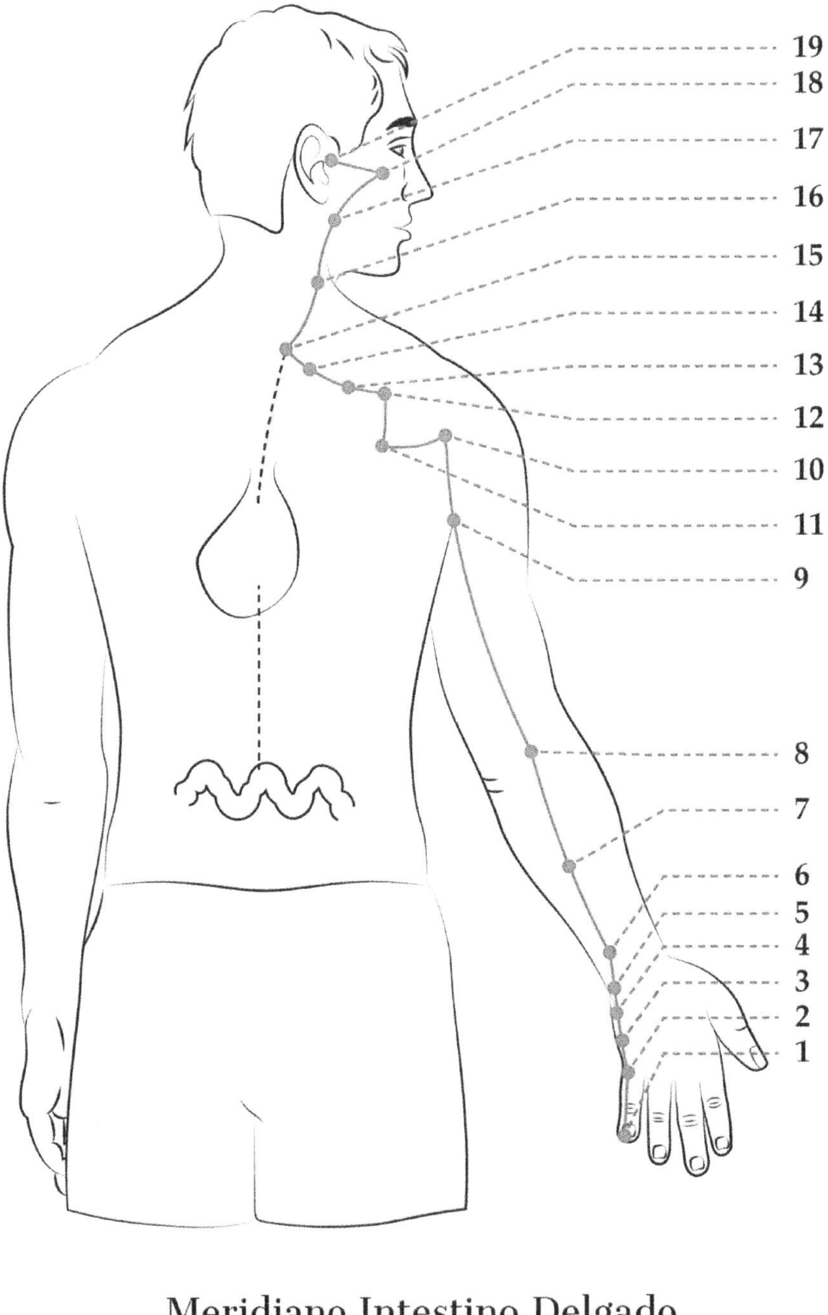

Meridiano Intestino Delgado

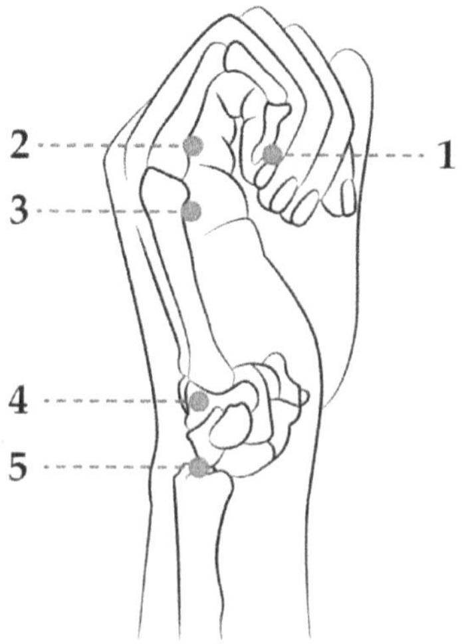

Intestino Delgado

Intestino Delgado 1

En el lado ulnar del dedo meñique, a .1 cun de la esquina de la uña.

Funciones y uso común

Se puede usar este punto para promover la lactancia y tratar los abscesos en los senos y la mastitis. También puede tratar la pérdida de consciencia después de un derrame.

Intestino Delgado 2

En la quinta articulación metacarpofalángica (nudillo), ubica con la mano hecha un puño suelto.

Funciones y uso común

Se puede usar este punto para tratar el dolor ardiente de ojos y los ojos enrojecidos. Abre los oídos para tratar la sordera y el tinnitus. Humedece la garganta.

Intestino Delgado 3

En la quinta articulación metacarpofalángica (nudillo), ubica con la mano hecha un puño suelto.

Funciones y uso común

- Calma la mente
- Conjuntivitis
- Sordera
- Dolor de codo
- Epilepsia
- Desórdenes oculares, como dolor, enrojecimiento e hinchazón
- Dolor de dedo
- Dolor de mano
- Dolor de cabeza en el occipucio, la base del cráneo
- Dolor de espalda baja y sacro
- Depresión maníaca, calma la mente
- Dolor o rigidez de cuello
- Regula la columna
- Relaja los músculos
- Dolor de hombro
- Cuello rígido
- Tinnitus
- Dolor o rigidez de la parte alta de la espalda
- Latigazo

Muchos acupunturistas llaman a Intestino Delgado 3 el "Punto del Cuello Rígido". La indicación para depresión maníaca se debe al diagnóstico de "calor flema". Así es como la medicina china trata los desórdenes emocionales. Cada desequilibrio emocional tiene una causa raíz, la cual tiene un diagnóstico específico en términos de la medicina china. Se pueden usar la acupuntura y las hierbas para tratar el desequilibrio subyacente, lo cual puede ayudar a tratar problemas emocionales causados por ese desequilibrio. El diagnóstico se hace usando el diagnóstico de la medicina china, ni el diagnóstico occidental.

Intestino Delgado 4

En el lado ulnar de la palma, en la depresión entre la base del quinto hueso metacarpiano y el hueso piramidal.

Funciones y uso común

Se puede usar para tratar problemas de la muñeca, incluyendo dolor, contractura de dedos y muñeca, y rigidez. Trata todos los dedos y la debilidad o dolor de mano. Alivia el dolor de cuello, tinnitus e ictericia.

Intestino Delgado 5

En la muñeca, en la depresión entre la cabeza del hueso ulna y el hueso piramidal de la muñeca.

Funciones y uso común

Se puede usar para tratar el dolor e hinchazón de cuello, y dolor de muñeca y brazo. Trata el enrojecimiento de ojos, sordera, tinnitus y dolor de dientes.

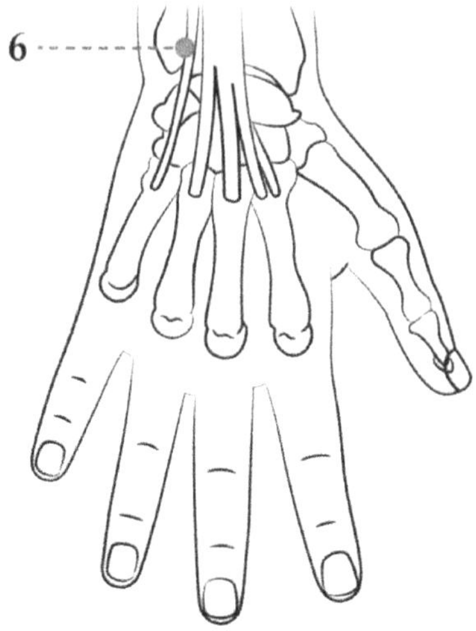

Intestino Delgado

Intestino Delgado 6

En la cabeza del hueso ulna, en el dorsal de la muñeca.

Funciones y uso común

Trata el dolor de hombro, parte alta de la espalda, brazo y rigidez de cuello. Beneficia los ojos para tratar la visión borrosa y el dolor ocular.

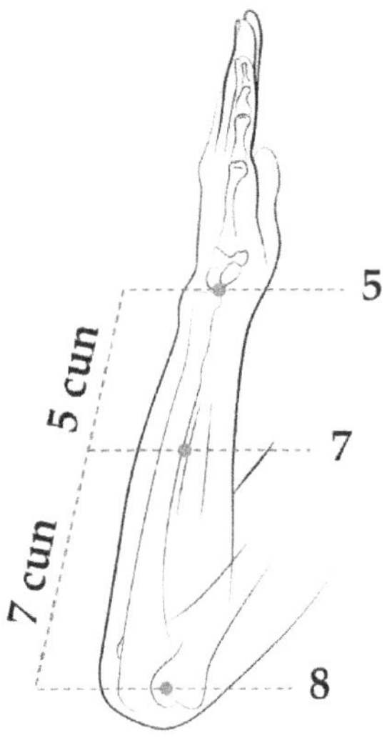

Intestino Delgado

Intestino Delgado 7

Ubicado 5 cun arriba de ID 5, en la línea que une a ID 8 e ID 5.

Funciones y uso común

Se puede usar para tratar el dolor de dedo, dolor de codo o dolor en el meridiano Intestino Delgado. Trata la rigidez de cuello.

Intestino Delgado 8

Ubicado entre el olécranon de la ulna y el epicóndilo medio del hueso del húmero.

Funciones y uso común

Se puede usar para tratar el dolor o rigidez de codo y brazo.

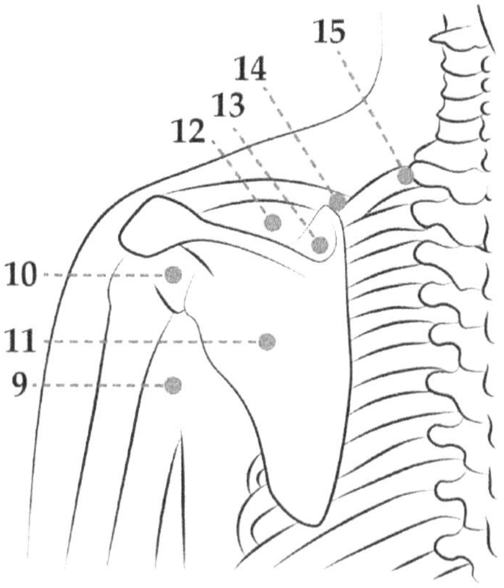

Intestino Delgado

Intestino Delgado 9

Posterior e inferior a la articulación del hombro, ubicado 1 cun arriba del extremo posterior del pliegue auxiliar.

Funciones y uso común

Trata el dolor y rigidez del hombro y la parte superior del brazo.

Intestino Delgado 10

Directamente arriba de ID 9, en la depresión inferior a la espina de la escápula.

Funciones y uso común

Trata el dolor y rigidez del hombro.

Intestino Delgado 11

En la depresión de la escápula que está a un tercio del punto medio del borde inferior de la espina de la escápula, en el ángulo inferior de la escápula.

Funciones y uso común

Trata el dolor de hombro, lactancia insuficiente, dolor de escápula, y restaura la circulación saludable en el pecho.

Intestino Delgado 12

Directamente arriba de ID 11, en el centro de la fosa supraescapular, que es la ligera hendidura en el omóplato.

Funciones y uso común

Trata el dolor de hombro y escápula, cuello rígido y dolor de brazo.

Intestino Delgado 13

Ubicado a medio camino entre ID 10 y la segunda vértebra torácica, en la fosa supraescapular.

Funciones y uso común

Trata el dolor de hombro y escápula.

Intestino Delgado 14

Ubicado 3 cun lateral al borde inferior de la apófisis espinosa de la primera vértebra torácica.

Funciones y uso común

Trata el dolor de hombro y escápula.

Intestino Delgado 15

Ubicado 2 cun lateral al borde inferior de la apófisis espinosa de la séptima vértebra cervical.

Funciones y uso común

Trata el dolor de hombro. Regula los pulmones y transforma la flema para tratar el asma y la tos.

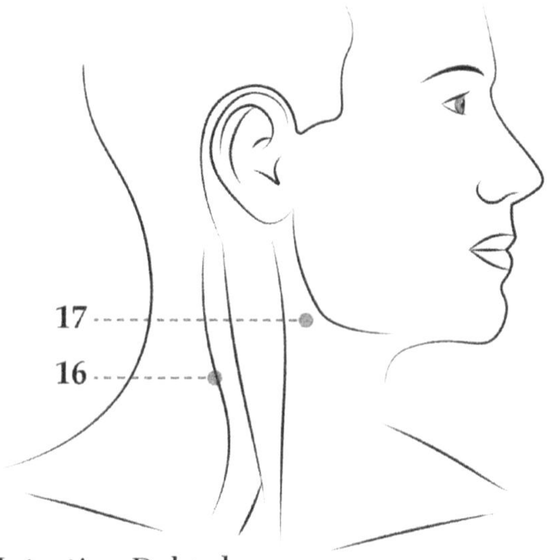

Intestino Delgado

Intestino Delgado 16

En el lado del cuello, en el borde posterior del músculo esternocleidomastoideo, al nivel de la laringe.

Funciones y uso común

Trata los oídos y la pérdida repentina de voz. No se usa mucho debido a su ubicación.

Intestino Delgado 17

Ubicado entre el ángulo de la mandíbula y el borde anterior del músculo esternocleidomastoideo.

Funciones y uso común

Beneficia el cuello y la garganta. Se puede usar para humectar la garganta y aliviar la dificultad para tragar.

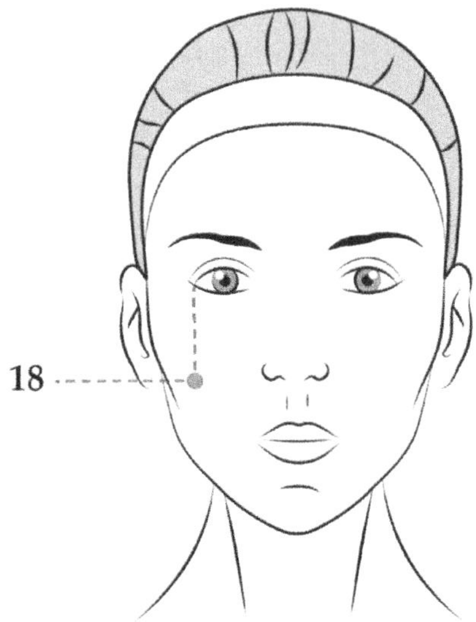

Intestino Delgado

Intestino Delgado 18

Ubicado directamente debajo del borde exterior del ojo, en la depresión en el borde inferior del pómulo.

Funciones y uso común

Trata la parálisis facial, la neuralgia del trigémino, desviación de ojo y boca, espasmos en el párpado, hinchazón de mejilla y dolor de dientes en la mandíbula superior. Una desviación de ojo o boca es cuando se tuercen debido a una tensión muscular, o espasmos, lo cual puede ser causado por un derrame o una parálisis de Bell.

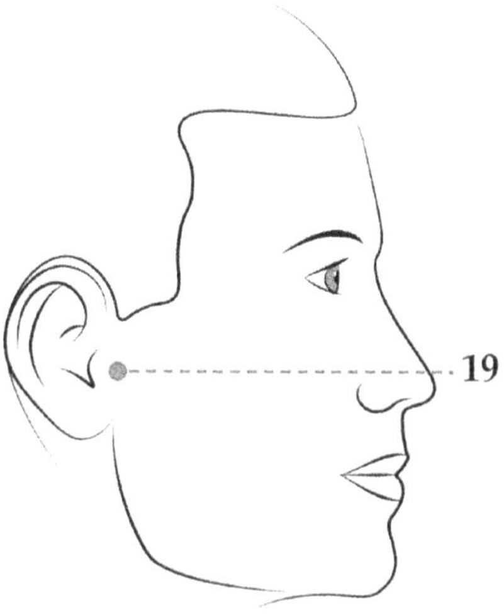

Intestino Delgado

Intestino Delgado 19

Ubicado al frente del trago de la oreja, y detrás del proceso condilar de la mandíbula. La depresión es más obvia cuando la boca está abierta.

Funciones y uso común

- Sordera
- Secreción en el oído
- Inflamación del oído
- Dolor de cabeza debido a problemas de oído
- Tinnitus
- Trata las orejas
- Vértigo causado por problemas de oído

Como puedes ver en la imagen, Intestino Delgado 19 se ubica al frente de la oreja; es un punto fuerte para promover una mejora de la circulación en el oído y así resolver desórdenes de oído. Cualquier problema causado por un bloqueo del oído se beneficiará de una mejora en la circulación.

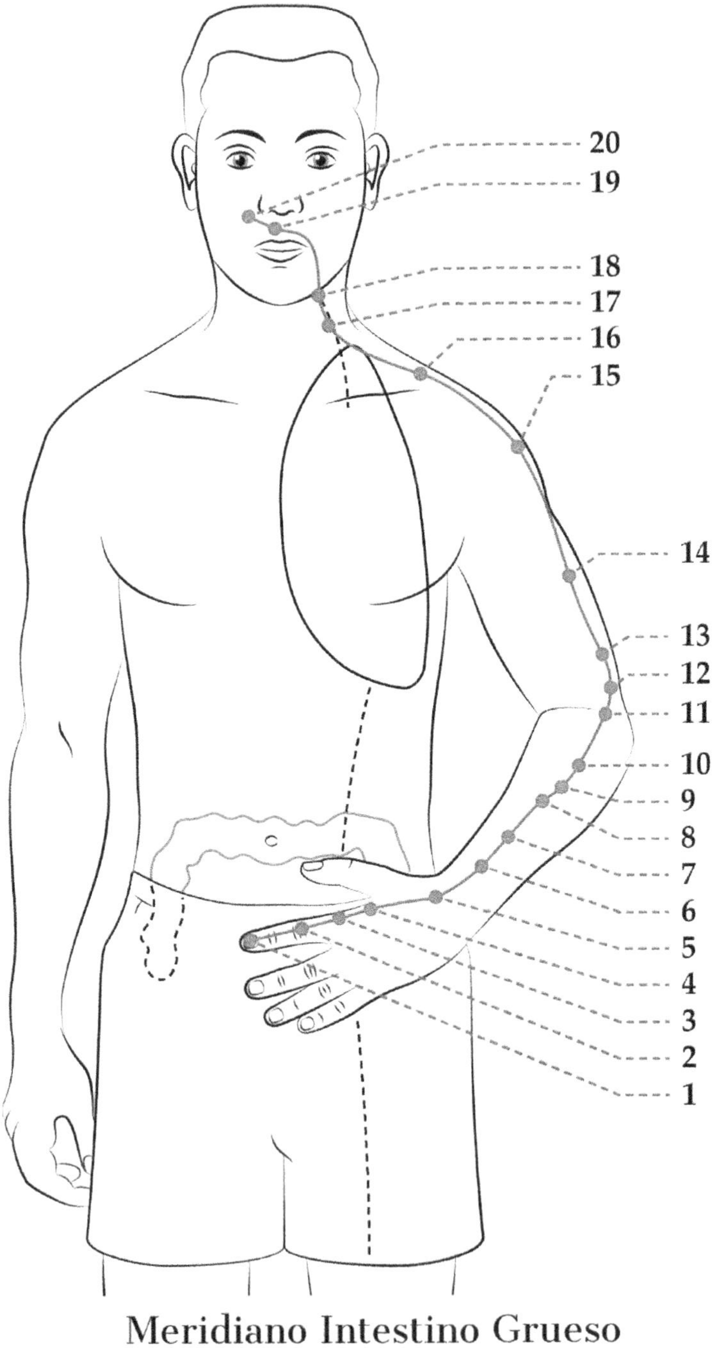

Meridiano Intestino Grueso

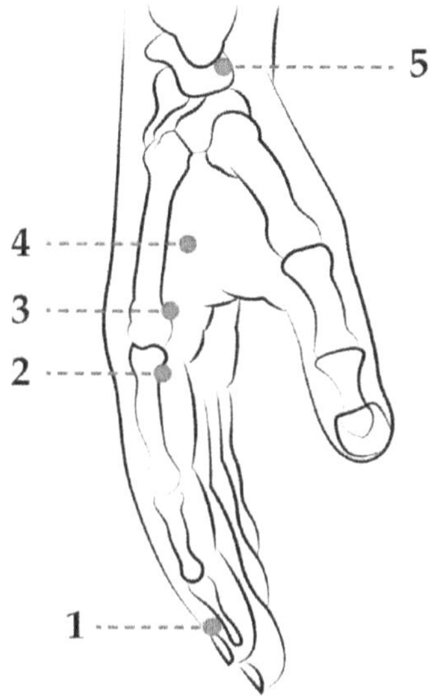

Intestino Grueso

Intestino Grueso 1

En el lado radial del dedo índice, aproximadamente .1 cun posterior a la esquina de la uña.

Funciones y uso común

Revive la consciencia y alivia el dolor de garganta porque humedece la garganta. Se puede usar para tratar dolores de dientes, garganta irritada y amigdalitis.

Intestino Grueso 2

En el lado radial del dedo índice, distal a la articulación metacarpofalángica, en la unión de la piel roja y blanca. La piel roja y blanca está ubicada justo debajo del hueso. El punto se ubica con el dedo ligeramente doblado.

Funciones y uso común

Trata resfriados y gripes, parálisis facial, neuralgia del trigémino, dolor de cabeza, desviación del ojo y boca, dolor de dientes y garganta irritada.

Intestino Grueso 3

En el lado radial del dedo índice. Haz un puño suelto, el punto está en la depresión próxima a la cabeza del segundo hueso metacarpiano.

Funciones y uso común

Trata resfriados y gripes, neuralgia del trigémino, dolor de dientes y garganta irritada. Una fuente indica que es un punto muy efectivo para la mayoría de los tipos de dolores de cabeza. Yo combinaría Intestino Grueso 3 y 4 para tratar dolores de cabeza con acupresión.

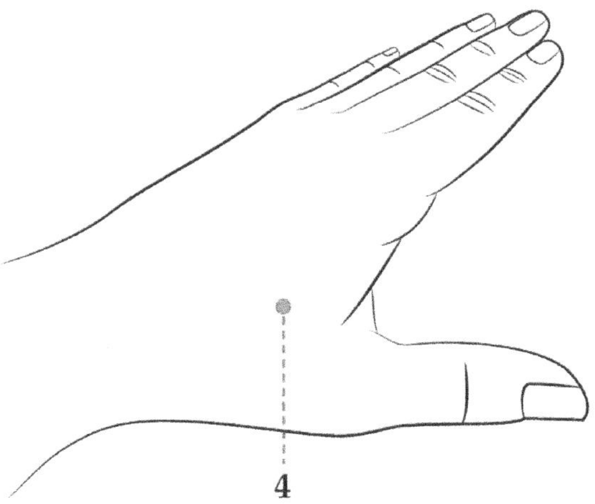

Intestino Grueso

Intestino Grueso 4

Entre el los huesos metacarpianos primero y segundo, en el medio del segundo hueso metacarpiano, en el lado radial.

Funciones y uso común

- Alergias
- Dolor de brazo
- Resfriados y gripes
- Estreñimiento

- Sordera
- Infecciones de oído
- Dolor de mano
- Dolores de cabeza
- Urticaria
- Induce el parto (no debe usarse durante el embarazo)
- Hemorragias nasales
- Regula la sudoración
- Regula el rostro; puede tratar todos los desórdenes en el rostro
- Regula el sistema inmune
- Regula los Pulmones
- Congestión nasal
- Garganta irritada
- Dolor de dientes, mandíbula inferior
- Trata los ojos, nariz, boca y oídos

Este es uno de los puntos más comúnmente usados en el cuerpo. Se usa para tratar cualquier problema en la cabeza. A menudo se combina con Hígado 3 para relajar fuertemente el cuerpo y equilibrar la circulación de energía, y así aliviar dolor en cualquier parte del cuerpo. Este tratamiento se llama "Cuatro Puertas".

Intestino Grueso 4 es indispensable para tratar alergias, resfriados y gripes. Combínalo con Intestino Grueso 11, Estómago 36 y Estómago 40. Trata cada dos horas. Potencia el sistema inmune para que tu cuerpo pueda deshacerse de virus. Trata las alergias al regular y fortalecer el sistema inmune, por lo que tu cuerpo deja de reaccionar exageradamente. Esta es la primera opción en la acupresión para tratar dolores de cabeza. La acupresión es muy efectiva en este punto.

Intestino Grueso 5

En el lado del pulgar de la muñeca. Entre los tendones de los extensores largo y corto del pulgar.

Funciones y uso común

Trata resfriados y gripes, urticarias, dolor de dientes, garganta irritada y dolor de muñeca, y calma la mente.

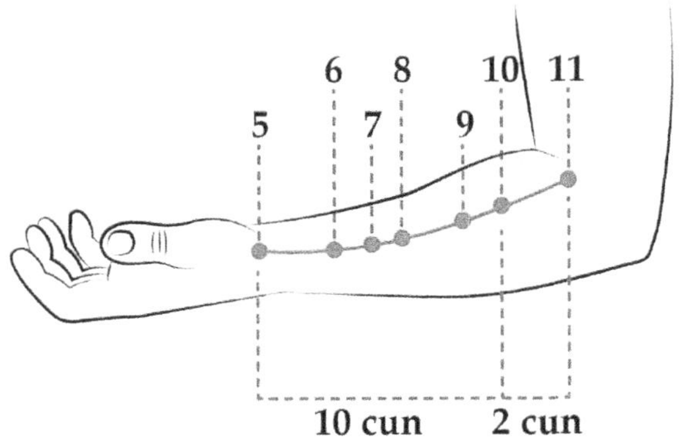

Intestino Grueso

Intestino Grueso 6

Ubicado 3 cun de IG 5, en la línea que une a Intestino Grueso 5 e Intestino Grueso 11.

Funciones y uso común

Despeja el Calor, o inflamación. Se puede usar para tratar el tinnitus, la parálisis facial y la amigdalitis.

Intestino Grueso 7

Ubicado 5 cun arriba del Intestino Grueso 5, en la línea que une a IG 5 e IG 11.

Funciones y uso común

Regula el Intestino Grueso. Trata el dolor y la distensión abdominal, eructos, dolores de cabeza y garganta irritada.

Intestino Grueso 8

Ubicado 8 cun arriba de IG 5, en la línea que une a IG 5 e IG 11.

Funciones y uso común

Regula el Intestino Delgado. Se puede usar para tratar el dolor abdominal, dolor de cabeza y dolor de codo.

Intestino Grueso 9

Ubicado 3 cun debajo de Intestino Grueso 11, en la línea que une a IG 5 e IG 11.

Funciones y uso común

Regula el Intestino Grueso. Se puede usar para tratar el dolor de hombro y codo.

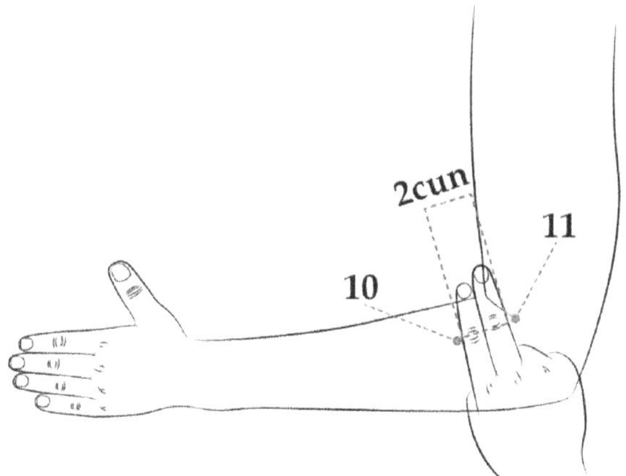

Intestino Grueso

Intestino Grueso 10

Ubicado a 2 cun de Intestino Grueso 11, en la línea que une a IG 5 e IG 11.

Funciones y uso común

- Atrofia del brazo
- Dolor de brazo
- Hemiplejia
- Indigestión
- Regula los intestinos
- Regula el estómago
- Dolor de hombro
- Dolor de dientes
- Trata la parálisis de brazo después de un derrame, al estimular fuertemente la circulación en el meridiano del Intestino Grueso

Comúnmente, Intestino Grueso 10 es usado para mejorar la circulación en el brazo. Puede combinarse con otros puntos del meridiano, como IG 4, IG 11 e IG 15, para restaurar el flujo sanguíneo saludable en el brazo. Combinar puntos de un meridiano es una forma común de restaurar la circulación. A menudo, usar un punto solo no es suficiente para tratar el problema. Una fuerte estimulación de este punto puede enviar una notoria calidez a las manos, si estas se sienten frías o si la circulación es deficiente.

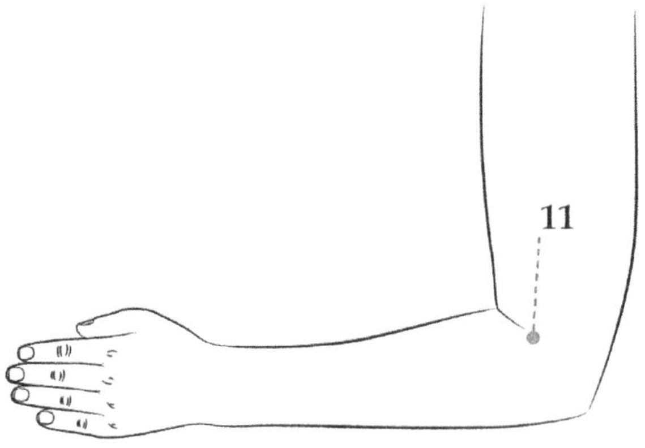

Intestino Grueso

Intestino Grueso 11

Ubicado a medio camino entre el pliegue del codo y el codo. Ubícalo con el brazo flexionado, como se muestra en la imagen.

Funciones y uso común

- Alergias
- Atrofia del brazo después de un derrame; combina con IG 4, IG 10 e IG 15
- Adormecimiento del brazo
- Dolor del brazo
- Resfriado y gripe
- Estreñimiento; regula y humecta el intestino grueso
- Eczema
- Dolor de codo
- Reducción de fiebre
- Insolación
- Herpes zóster
- Presión arterial alta
- Urticaria
- Picazón
- Dolor en el meridiano Intestino Grueso
- Psoriasis
- Sarpullidos
- Regula los Pulmones
- Dolor de hombro
- Rigidez en el hombro
- Todo tipo de enfermedades de la piel
- Garganta irritada
- Fortalece el sistema inmune

Notas clínicas

Puedes ver, por lo largo de esta lista, que Intestino Grueso 11 es un punto importante. Despeja el calor debido a muchas causas, por lo que trata desórdenes de la piel causados por el calor, lo que se traduce en desórdenes inflamatorios de la piel. Se combina con IG 4, E 36 y E 40 para curar resfriados y gripe. Se combina con IG 4 para tratar alergias. Se combina con IG 4, B 6 y H 3 para tratar las alergias alimentarias. Esta combinación de puntos ayuda a equilibrar el sistema inmune para que deje de reaccionar de forma exagerada a las sustancias.

Una vez tuve una paciente que estaba muy enferma, pero se negaba a ver a un médico. Estaba roja y muy caliente, y mostraba señales de delirio. Sospeché que estaba deshidratada y no podía pensar de forma racional. Usé Intestino Grueso 11 para reducir rápidamente su fiebre, y le pedí a su esposo que llamara a una ambulancia.

Este punto es muy efectivo cuando se trata con acupresión. Recomiendo usar el pulgar para presionar lo suficientemente profundo. Básicamente, estarás presionando al final del pliegue del codo.

Intestino Grueso 11 es el principal punto usado para el estreñimiento. Se puede combinar con Estómago 36 para regular los intestinos. Puedes presionar ambos codos al mismo tiempo, o alternar cinco minutos en cada uno. También uso este punto para tratar a pacientes con tuvieron una cirugía abdominal. Intestino Grueso 11 regula los intestinos, lo que restaura el funcionamiento intestinal normal después de una cirugía. Las cirugías afectan el funcionamiento intestinal normal porque cercena los nervios.

A menudo, Intestino Grueso 11 se usa en combinación con otros puntos en el brazo, como IG 4, IG 10 e IG 15 para restaurar la función del brazo después de un derrame, fractura o lesión.

Este punto se puede usar para tratar problemas intestinales en bebés. Alivia rápidamente el estreñimiento, así como la irregularidad en el funcionamiento intestinal. Los bebés responden rápidamente a la acupresión.

Intestino Grueso 12

Ubicado 1 cun arriba de Intestino Grueso 11.

Funciones y uso común

Puede usarse para tratar el dolor de brazo y dolor de codo.

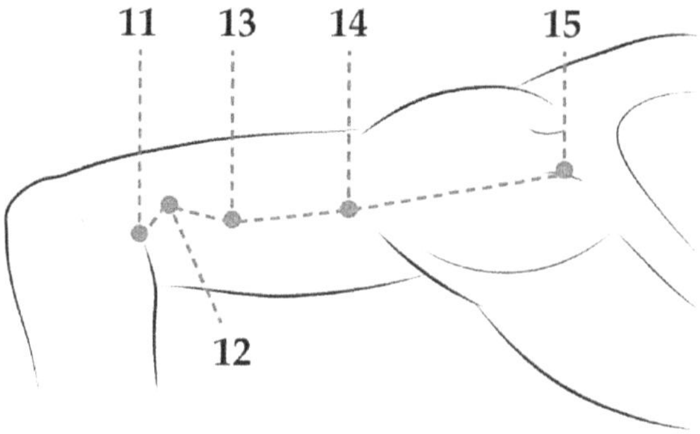

Intestino Grueso

Intestino Grueso 13

Ubicado 3 cun arriba de Intestino Grueso 11.

Funciones y uso común

Se puede usar para el dolor de brazo y codo.

Intestino Grueso 14

Ubicado 7 cun arriba de IG 11.

Funciones y uso común

Se puede usar para tratar el dolor de hombro y brazo, así como desórdenes oculares, como la conjuntivitis.

Intestino Grueso 15

Ubicado al frente y debajo de la articulación acromioclavicular, que es donde el hueso de tu clavícula se conecta con tu hombro, en el origen del músculo deltoides.

Funciones y uso común

Se usa comúnmente para tratar el dolor de hombro. Se puede usar en combinación con IG 4 e IG 11 para tratar el dolor o atrofia de brazo. Combinar Intestino Grueso 4, 11 y 15 activa el meridiano Intestino Grueso en el brazo, lo cual es muy efectivo para restaurar la función normal del brazo. Esto también se puede usar para recuperarse de un derrame.

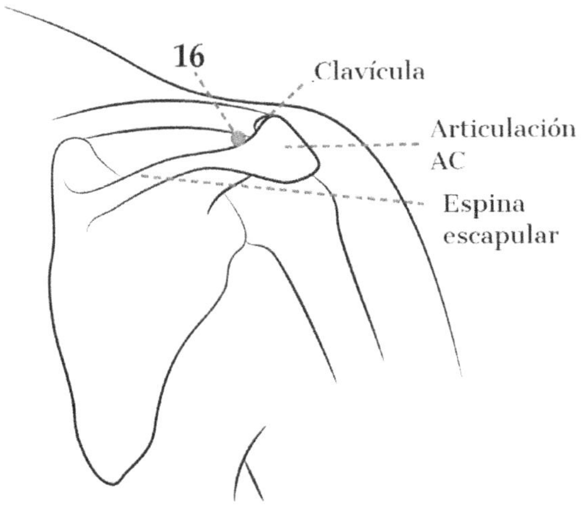

Intestino Grueso

Intestino Grueso 16

Ubicado en el lado posterior del hombro, en la depresión entre la extremidad acromial de la clavícula y la espina escapular. La escápula es comúnmente conocida como omóplato.

Funciones y uso común

Se puede usar para el dolor de hombro.

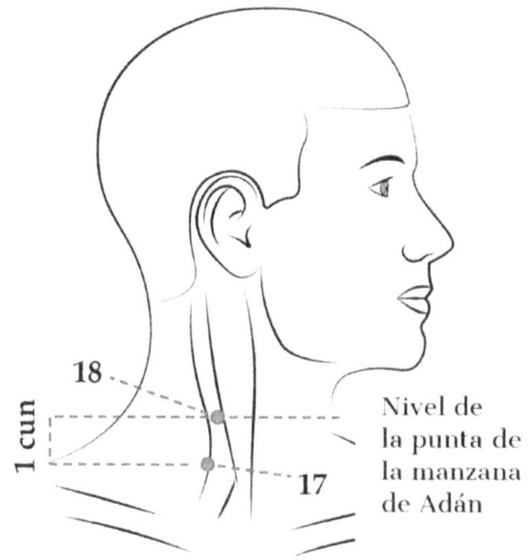

Intestino Grueso

Intestino Grueso 17

En el lateral del cuello, 1 cun debajo de IG 18, en el borde posterior del músculo esternocleidomastoideo.

Funciones y uso común

Trata la voz y la garganta, aunque rara vez se usa debido a su ubicación.

Intestino Grueso 18

En el área lateral del cuello, al nivel de la punta de la manzana de Adán, entre la cabeza esternal y la cabeza clavicular del músculo esternocleidomastoideo.

Funciones y uso común

Trata la voz y la garganta, aunque rara vez se usa debido a su ubicación.

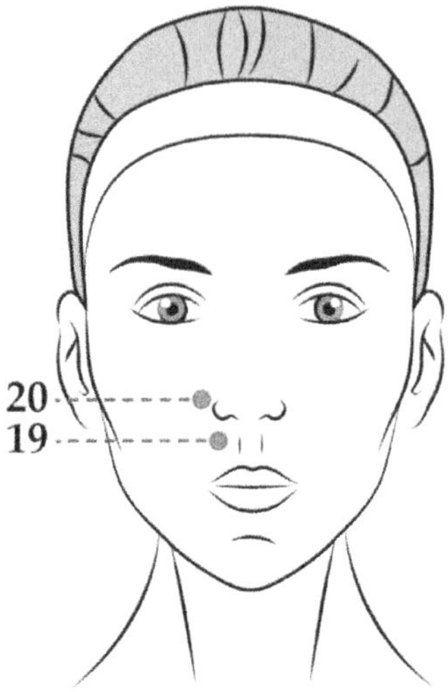

Intestino Grueso

Intestino Grueso 19

Ubicado bajo la fosa nasal, .5 cun lateral a la línea del medio.

Funciones y uso común

Abre los senos paranasales para tratar la congestión nasal y la incapacidad de oler. También está indicado para tratar la desviación de la boca y la parálisis de Bell.

Intestino Grueso 20

Ubicado en el surco nasolabial, al nivel del punto medio del borde lateral de la fosa nasal.

Funciones y uso común

- Pérdida del sentido del olfato
- Desviación de la boca, que es cuando la boca se tuerce debido a la parálisis de Bell u otros problemas del nervio
- Pólipos nasales
- Hemorragias nasales
- Abre los senos paranasales

- Dolores de cabeza por los senos paranasales
- Neuralgia del trigémino

Intestino Grueso 20 abrirá los senos paranasales para aliviar la presión en estos y el dolor de cabeza que esto causa. Trata la pérdida del sentido del olfato al abrir los senos paranasales y restaurar la circulación normal. La desviación de la boca y la neuralgia del trigémino se tratan por el efecto que este punto tiene en los nervios locales. Como en toda la acupuntura, se logra tener una función nerviosa y una circulación saludables, lo cual tratará numerosos problemas en el área afectada.

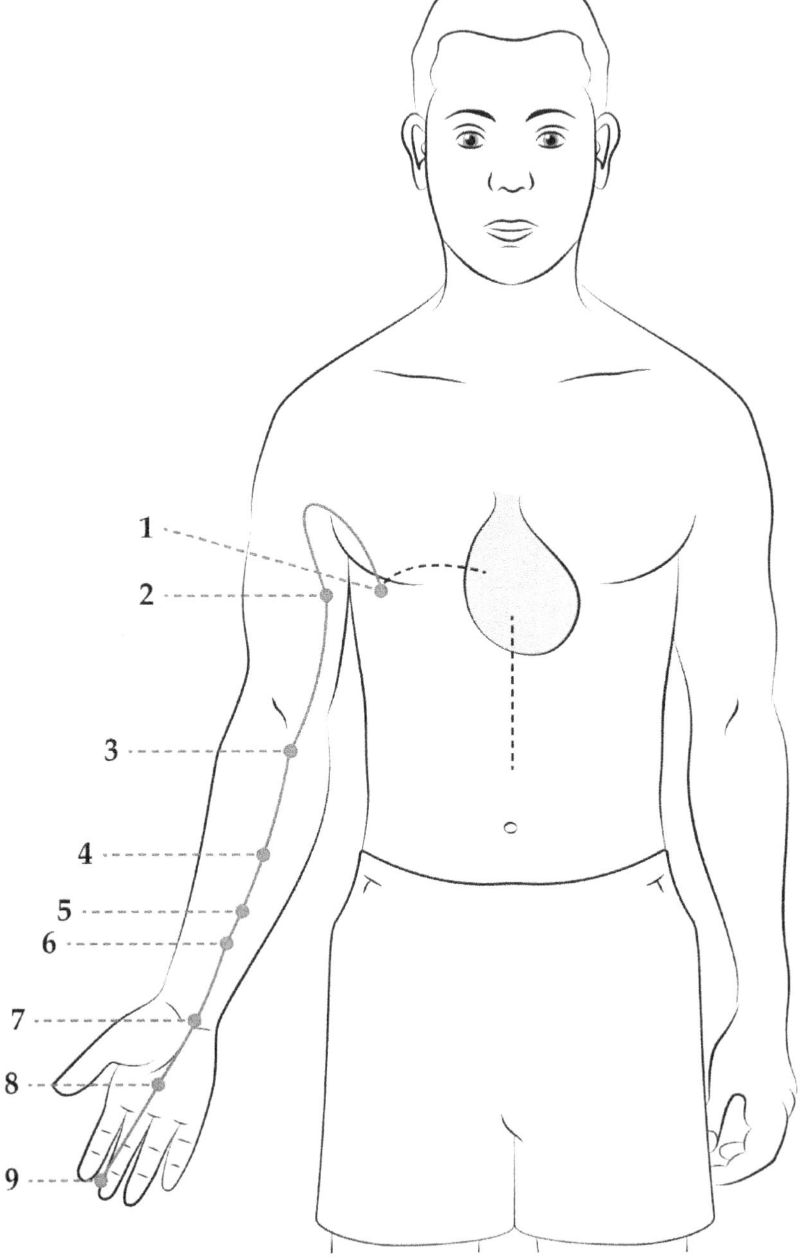

Meridiano Pericardio

Pericardio 1

En el cuarto espacio intercostal, 1 cun lateral al pezón.

Funciones y uso común

Restaura la circulación saludable en el pecho, beneficia el seno.

Pericardio 2

Ubicado 2 cun debajo del nivel del pliegue axilar anterior, que es el área de la axila, entre las dos cabezas de los músculos del bíceps.

Funciones y uso común

Restaura la circulación saludable en el pecho, alivia el dolor en el pecho.

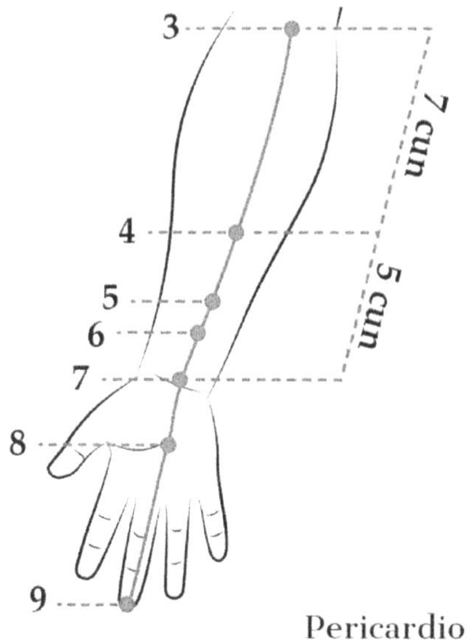

Pericardio

Pericardio 3

En el pliegue del codo, en el lado ulnar del tendón del bíceps (lado ulnar es el lado del brazo del dedo meñique). Ubícalo con el codo ligeramente flexionado.

Funciones y uso común

Regula el Corazón, restaura la circulación en el pecho. Enfría el calor en la sangre, lo que trata la urticaria y la fiebre.

Pericardio 4

Ubicado 5 cun arriba del pliegue de la muñeca, en la línea que conecta a Pericardio 3 y 7, entre los tendones.

Funciones y uso común

Regula el Corazón, calma el espíritu y enfría el calor en la sangre, lo cual puede causar el toser sangre.

Pericardio 5

Ubicado 3 cun arriba del pliegue de la muñeca, entre los tendones.

Funciones y uso común

Regula y fortalece el Corazón, despeja el Fuego del Corazón, calma el espíritu, transforma la flema en el corazón. Este punto es clásicamente indicado en casos de manía, historia y alucinaciones. Estos problemas mentales siempre se tratan a través de la causa raíz. El desequilibrio en el Corazón causa los problemas mentales. Cuando se trata el Corazón, se puede aliviar los problemas emocionales.

Pericardio 5 también se indica para el babeo causado por un derrame. La acupuntura es muy efectiva para ayudar con todos los aspectos relacionados con la recuperación tras un derrame. El paciente debería recibir acupuntura tan pronto como sea posible después de un derrame. A menudo se puede recuperar la función completa rápidamente.

La acupuntura puede restaurar la función de los nervios antes de que los músculos comiencen a ponerse flácidos. Una vez que los músculos están flácidos la recuperación tomará más tiempo, pero aun así habrá mucho beneficio. Si los músculos no se usan, se debilitan, y para la recuperación son necesarios los ejercicios. Ejercitarse es una parte importante de la recuperación después de un derrame.

Una vez traté a alguien que había tenido un derrame 18 años antes de hacerse acupuntura. Pudimos calendar su pierna, que había permanecido fría desde el derrame. Esto lo ayudó a caminar de forma más cómoda. Él estaba feliz de ver una mejora. Yo recomendaría que los pacientes que hayan tenido un derrame se hagan acupuntura diariamente tan pronto como sea posible después del evento. Incluso sugeriría que se haga dos veces al día por una semana.

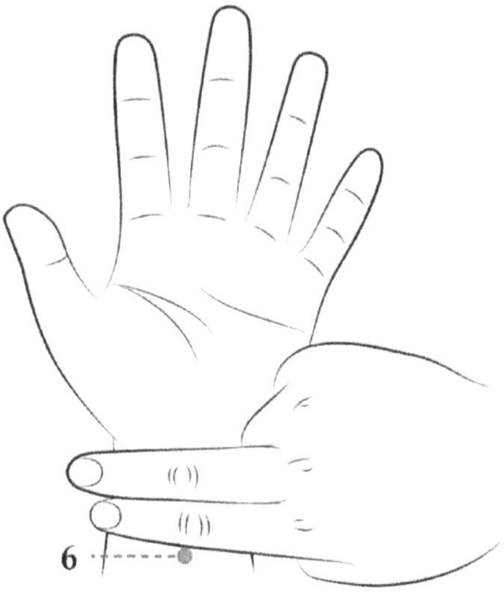

Pericardio

Pericardio 6

Ubicado 2 cun arriba del pliegue de la muñeca, entre los tendones en el medio del antebrazo.

Funciones y uso común

- Ansiedad, calma la mente
- Calma el estómago
- Acelera y regula la lactancia, según una fuente
- Fuego del Corazón, que causa perturbaciones emocionales

- Corazón acelerado, cuando sientes tu corazón latiendo muy rápido
- Desórdenes del ritmo cardiaco (considera también Corazón 5)
- Hipo, relaja el diafragma
- Mejora la circulación del pecho para tratar la dificultad para respirar
- Incapacidad de hablar o pérdida de la memoria después de un derrame
- Insomnio
- Náuseas durante el embarazo, incluyendo náuseas matutinas
- Palpitaciones (cuando sientes tu corazón latiendo fuerte)
- Regula el Corazón
- Regula el estómago para tratar las náuseas y los vómitos
- Alivia el dolor de corazón, angina
- Restaura la circulación saludable en el pecho
- Fortalece el Corazón
- Gran calmante de las emociones, a menudo combinado con Corazón 7 para tratar la ansiedad

Este punto regula el estómago, el corazón y todo el pecho. Se usa para tratar la ansiedad, insomnio, desórdenes emocionales, dolor y presión en el pecho y palpitaciones.

Notas clínicas

Este punto es uno de los más importantes del cuerpo. La acupresión es muy efectiva aquí. Hay bandas para la muñeca que las embarazadas pueden usar para las náuseas matutinas. Estas aplican una presión suave en este punto durante todo el día para aliviar las náuseas. Yo recomiendo alternar las muñecas con esto. Los puntos no serán tan efectivos si son estimulados continuamente. Puedes poner la banda para la muñeca en un brazo un día o durante las horas necesarias, y luego cambiar al otro brazo al día siguiente. La acupuntura es muy efectiva para tratar las causas de las náuseas matutinas.

Punto del insomnio

La acupresión hecha con una bolita magnética es muy efectiva para tratar el insomnio. Simplemente, coloca la bolita magnética en el punto, más o menos una hora antes de ir a dormir, y retírala en la mañana. Te ayudará a conciliar el sueño y a dormir durante toda la noche.

Pericardio 6 es un punto famoso para tratar las náuseas debido a cualquier causa, porque regula el Estómago. Abre el pecho para aliviar el dolor. Asegúrate de busca atención cualificada en cualquier caso de dolor de pecho, porque puede ser causado por muchas cosas, incluyendo ataques cardíacos, hernia hiatal, reflujo ácido y otros problemas digestivos.

Algunas veces es difícil diagnosticar la causa del dolor de pecho, porque hay muchas posibles. Este punto alivia el dolor de pecho porque regula toda el área. Conocer la causa no siempre es necesario con la acupresión. Puedes simplemente usar los puntos y permitirle a tu cuerpo que se regule a sí mismo.

Si harás un viaje en bote, puedes colocarte una bolita magnética en Pericardio 6 para prevenir los mareos.

Por favor, ten en cuenta que este punto está ubicado 2 cun arriba del pliegue de la muñeca. Esto es dos dedos. Si ves una imagen en la que se usan tres dedos para medirlo, se debe usar el ultimo nudillo de los tres dedos, no la parte más grande de los dedos. Hay muchas imágenes en internet que son incorrectas. Puede ser difícil medirlo. Debes usar los dedos del paciente para la medición. La muñeca y mano tienen que sostenerse al mismo nivel, el punto estará ubicado en un lugar diferente.

La forma más fácil de ubicar el punto Pericardio 6 es, simplemente, usar dos dedos al nivel de los nudillos más grandes. Si flexionas tu mano hacia atrás en la muñeca, la ubicación del punto será ligeramente diferente. Si mides el punto correctamente, marca el lugar con un lapicero; después, endereza nuevamente tu mano, y verás que está en una ubicación diferente.

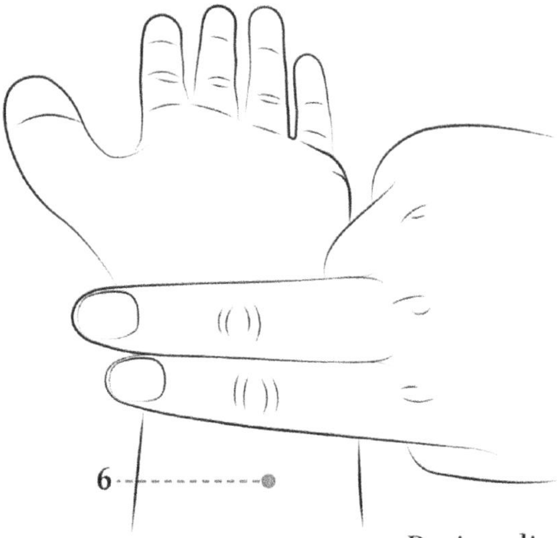

¡Ubicación incorrecta!

Nota cómo el punto está demasiado lejos del pliegue de la muñeca. La razón por la que hice esta imagen es que este es el error más común que los pacientes cometen cuando les muestro cómo ubicar el punto. Si mantienes tu mano al mismo nivel que tu brazo, y no la flexionas hacia atrás en la muñeca, ubicarás el punto fácilmente.

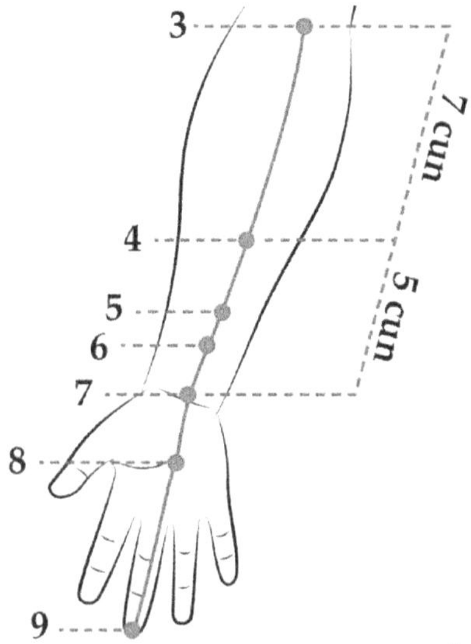

Pericardio

Pericardio 7

En el medio del pliegue de la muñeca, entre los tendones.

Funciones y uso común

Regula el corazón, trata el insomnio y regula el estómago.

Pericardio 8

En la palma, entre los huesos metacarpianos (mano) segundo y tercero. Ubícalo con un puño apretado, donde el punto está debajo de la punta del dedo medio.

Funciones y uso común

Regula el corazón, despeja el Fuego del Corazón, revive la consciencia y despeja el cerebro.

Pericardio 9

En el centro de la punta del dedo medio.

Funciones y uso común

Restaura la consciencia. Algunas fuentes dicen que es efectivo para restaurar la capacidad de hablar después de un derrame.

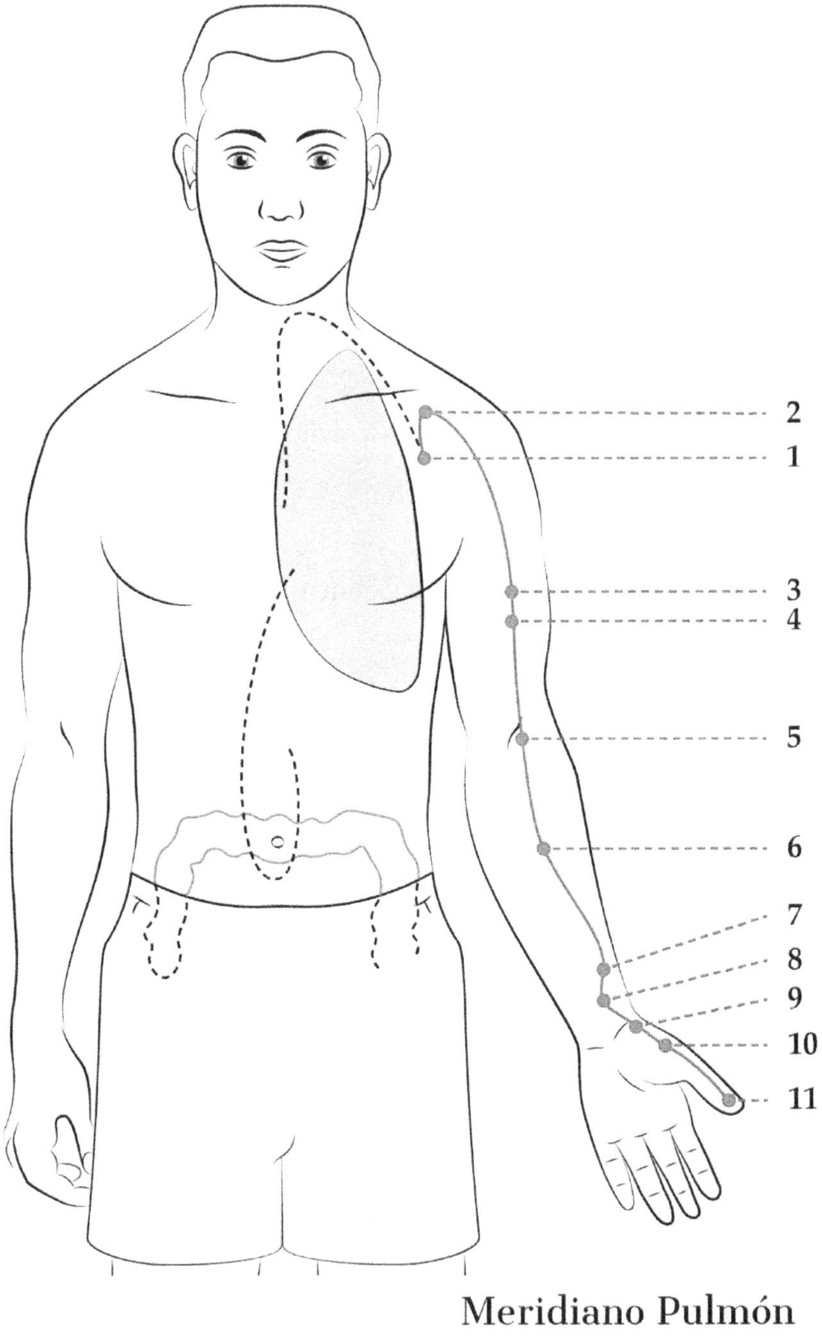

Meridiano Pulmón

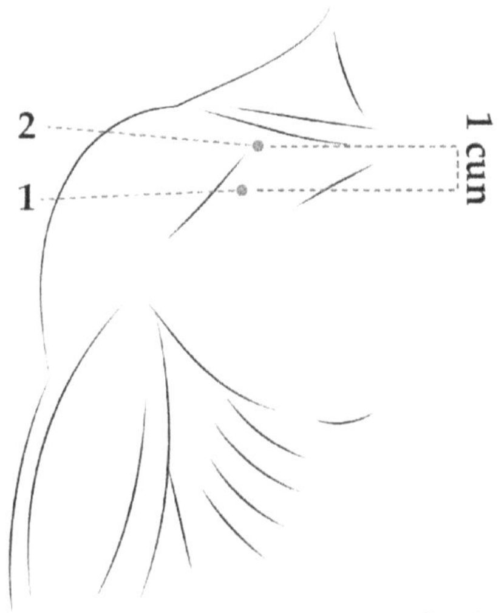

Pulmón

Pulmón 1

Ubicado en la parte lateral-superior del esternón, en el lateral del primer espacio intercostal, 6 cun lateral a la línea del medio.

Funciones y uso común

Pulmón 1 regula y fortalece los Pulmones, alivia la tos, la sibilancia y la dificultad para respirar. No sugiero que se haga ninguna acupresión en el pecho o abdomen, a menos que la haga un acupunturista con licencia. Pulmón 5, 7 y 9 son más comúnmente usados en la clínica para tratar problemas pulmonares.

Pulmón 2

En la depresión debajo de la extremidad acromial en la clavícula, 6 cun lateral a la línea del medio.

Funciones y uso común

Este punto no es comúnmente usado para las agujas. Regula los Pulmones.

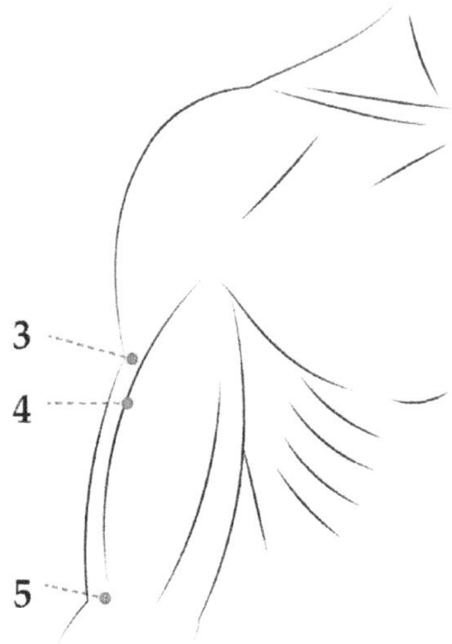

Pulmón

Pulmón 3

En el lado medial de la parte superior del brazo, 3 cun debajo del final del pliegue axilar, en el lado radial del músculo del bíceps.

Funciones y uso común

Regula los Pulmones.

Pulmón 4

En el lado medial de la parte superior del brazo, 1 cun debajo de Pulmón 3, en el lado del pulgar del músculo del bíceps.

Funciones y uso común

Regula los Pulmones.

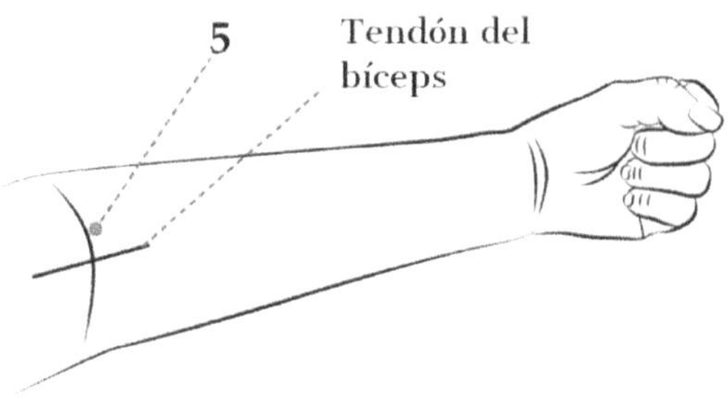

Pulmón

Pulmón 5

En el pliegue del codo, en el lado del pulgar del tendón del bíceps. Ubica el punto con el codo flexionado. Cuando haces un puño, el tendón se hace más notorio.

Funciones y uso común

- Bronquitis
- Despeja el calor de los Pulmones
- Resfriados y gripe
- Tos
- Condiciones inflamatorias del pulmón
- Regula la función del Pulmón
- Dificultad para respirar
- Sibilancia

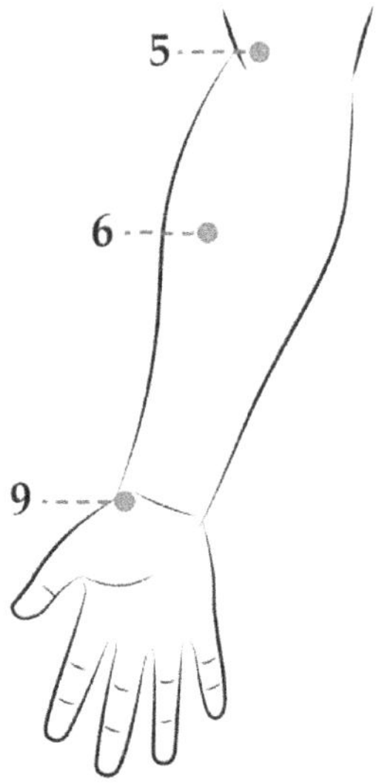

Pulmón

Pulmón 5 se usa para tratar la inflamación en los pulmones. Aliviar la inflamación ayudará a aliviar la causa de la producción excesiva de mucosidad.

Pulmón 6

En el lado palmar del antebrazo, en la línea que une a Pulmón 9 y Pulmón 5. Ubicado 7 cun arriba del pliegue de la muñeca, y 5 cun debajo del pliegue del codo.

Funciones y uso común

Regula los Pulmones y despeja la inflamación en los pulmones. Se puede usar para tratar asma, tos, tos con sangre e hipo.

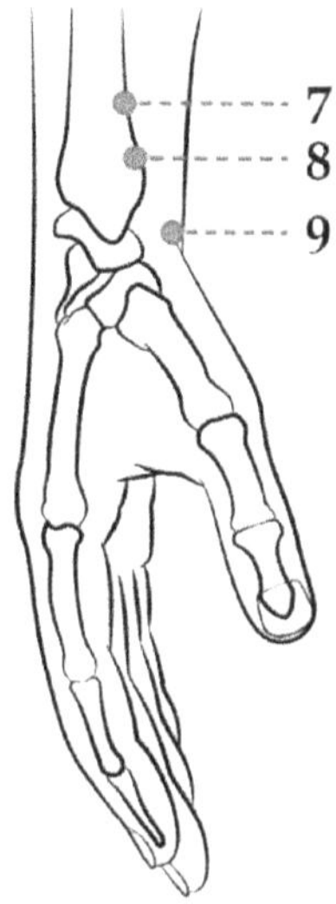

Pulmón

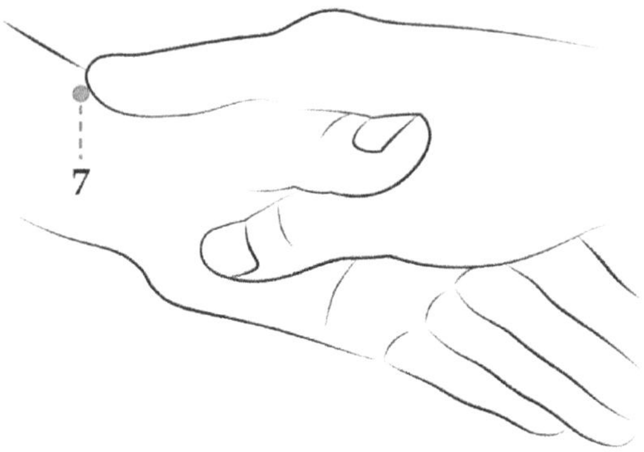

Pulmón

Pulmón 7

Arriba de la apófisis estiloides del radio, 1.5 cun arriba del pliegue de la muñeca. Ubicado en la depresión entre los dos tendones arriba de la muñeca. Para ubicarlo, junta tus manos una sobre la otra, como se muestra en la imagen.

Funciones y uso común

- Bronquitis
- Moco o flema en los pulmones o senos paranasales
- Regula y fortalece los Pulmones
- Detiene la tos; muy efectivo para esto, tos causada por cualquier problema en los pulmones, incluyendo resfriados, gripe, alergia o asma
- Sibilancia

Pulmón 7 es un punto importante para tratar la tos, la sibilancia y la bronquitis con tos. La acupuntura y la acupresión pueden acelerar el proceso de recuperación de resfriados y gripe, porque estimulan el sistema inmune y resuelven la producción de mucosidad. Es común detener la tos en pocos minutos después de aplicar acupuntura en Pulmón 7. Para resfriados y gripe, trata Intestino Grueso 4 y 11, y Estómago 36 y 40. Recomendaría un tratamiento al menos cada dos horas. La acupresión es efectiva en este punto.

Pulmón 8

Ubicado 1 cun arriba del pliegue de la muñeca, en la depresión del lateral de la arteria radial.

Funciones y uso común

Regula los pulmones para tratar la tos y la sibilancia.

Pulmón 9

En el lado del pulgar del plague de la muñeca, en la depresión del lateral de la arteria radial.

Funciones y uso común

Este punto fortalece los pulmones y resuelve la mucosidad en los pulmones. Regula la función pulmonar para tratar la tos, asma, sibilancia y dificultad para respirar.

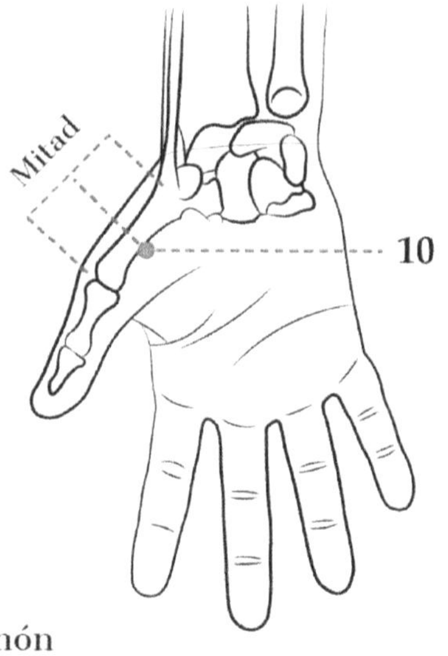

Pulmón

Pulmón 10

En el lado radial (pulgar) del primer hueso metacarpiano (mano), en la unión de la piel roja y blanca.

Funciones y uso común

Despeja el calor en los pulmones, lo cual es inflamación. Humedece la garganta seca para tratar la irritación de garganta, ronquera y pérdida de la voz.

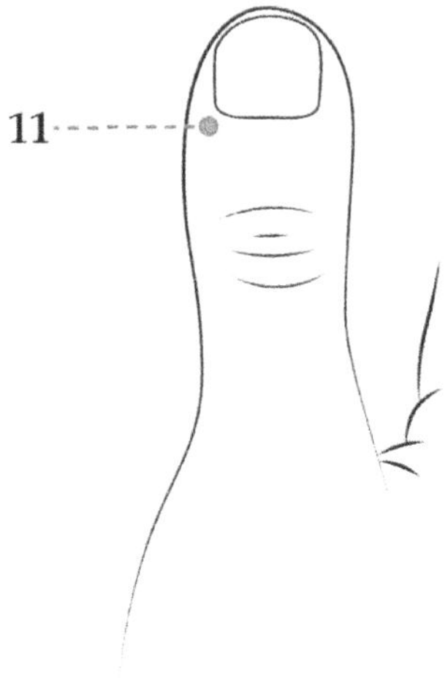

Pulmón

Pulmón 11

En el lado radial del pulgar, .1 cun posterior a la esquina de la uña.

Funciones y uso común

Despeja el Fuego de Pulmón (inflamación intensa), trata el resfriado y la gripe y revive la consciencia.

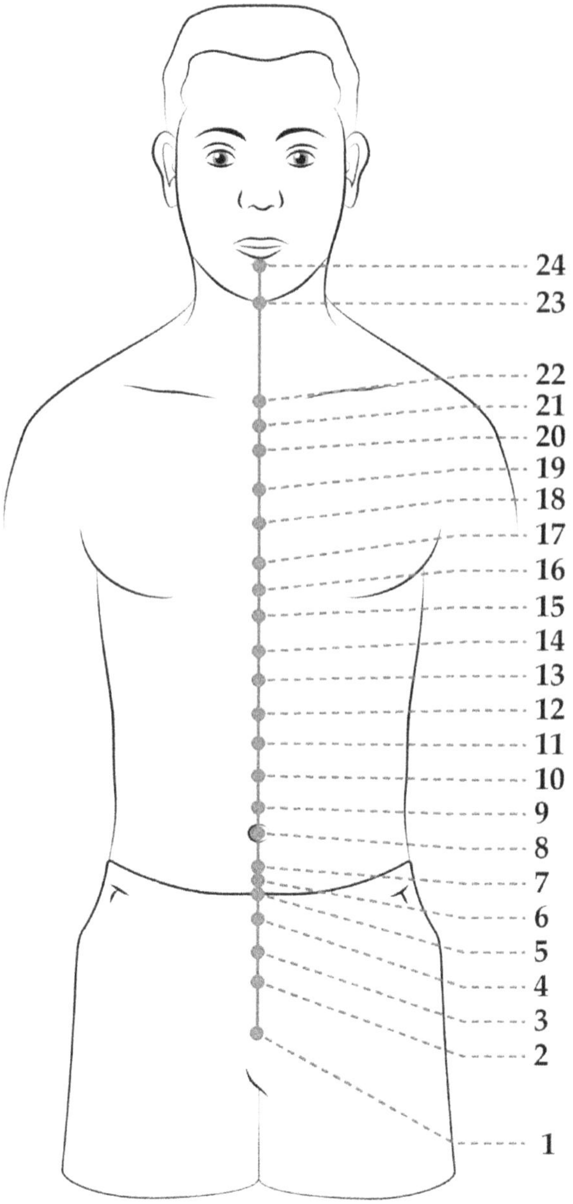

Meridiano Ren – Vaso Concepción

El meridiano Ren es también llamado Vaso Concepción. La abreviatura de Vaso Concepción es VC, así que podrías ver este meridiano bajo cualquiera de estos dos nombres.

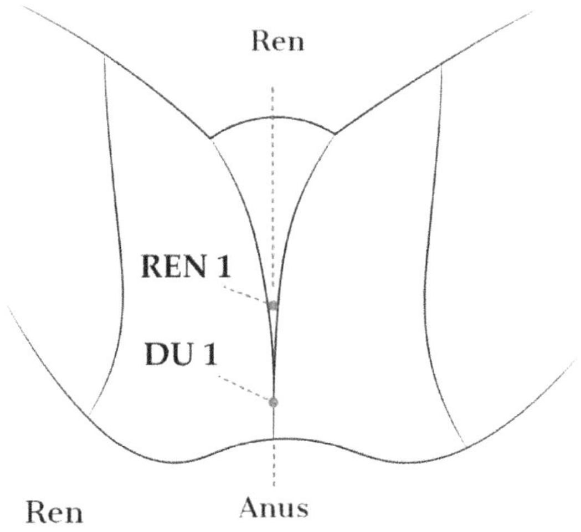

Ren 1
Ubicado en la línea del medio, entre el ano y los genitales.

Funciones y uso común
Se puede usar para tratar las dificultades para orinar y la incontinencia, aunque existen otros puntos ubicados en los brazos y piernas que también pueden tratar esto.

Ren 2
Ubicado en la línea del medio, en el borde superior de la sínfisis púbica.

Funciones y uso común
Trata desórdenes urinarios como la incapacidad de orinar y la incontinencia.

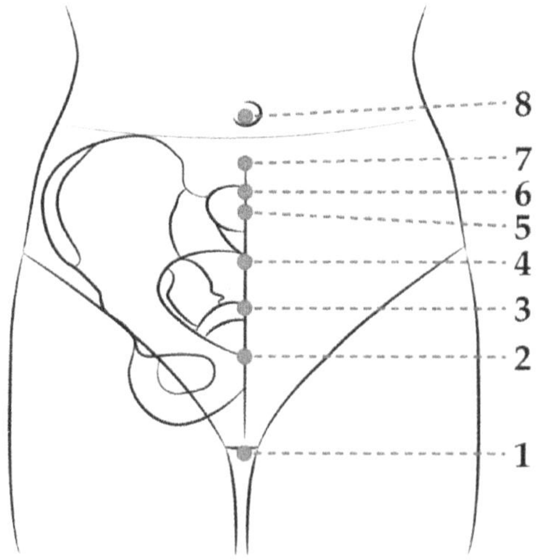

Ren

Ren 3

Ubicado 4 cun debajo del ombligo, en la línea del medio.

Funciones y uso común

Trata problemas de la vejiga, regula el útero, fortalece los riñones y trata el dolor abdominal.

Ren 4

Ubicado 3 cun debajo del ombligo, en la línea del medio.

Funciones y uso común

- Fatiga
- Infertilidad
- Dolor de la espalda baja
- Regula la parte baja del abdomen
- Regula el intestino delgado
- Regula el útero
- Restaura el Yang después de un colapso; esto es una descripción de la medicina china de lo que pasa cuando los niveles de energía

del cuerpo son tan bajos, que la persona sufre un colapso completo

- Fortalece los riñones
- Potencia los niveles profundos de energía
- Trata la vejiga
- Incontinencia urinaria
- Retención urinaria debido a la presión fetal

Este punto es importante para tratar la fatiga. También trata la infertilidad y regula la menstruación. Restaura el cuerpo tras un colapso del Yin o el Yang, lo cual puede manifestarse como un derrame, coma o colapso. Sube los niveles de energía del cuerpo para que pueda usarse para tratar el prolapso de un órgano, como de recto o útero, aunque las hierbas chinas serían muy útiles para tratar esto.

Ren 5

Ubicado 2 cun debajo del ombligo, en la línea del medio.

Funciones y uso común

Regula el útero, fortalece los riñones y trata las dificultades de micción.

Ren 6

Ubicado 1.5 cun debajo del ombligo, en la línea del medio.

Funciones y uso común

- Cálculos renales
- Prolapso rectal
- Regula el meridiano Ren
- Regula la micción
- Restaura el Yin o Yang colapsados
- Fortalece los riñones
- Tonifica el Qi y el Yang para tratar la fatiga
- Prolapso uterino

Ren 6 es un punto importante. Se usa para mejorar los niveles de energía, así como para tratar el prolapso de útero, recto y vagina. Un prolapso es cuando el órgano se desplaza de su posición normal. En la teoría de la medicina china, el prolapso de un órgano es causado por niveles débiles de energía que hacen que tu cuerpo no pueda mantener sus órganos en sus posiciones adecuadas. A menudo también se usan hierbas chinas para esto. Hay fórmulas herbales que no solo incrementan significativamente la energía en general, sino que también aumentan la energía necesaria para tratar los órganos que han sufrido un prolapso. Estas hierbas tónicas chinas son muy efectivas para restaurar los niveles de energía.

Ren 7

Ubicado 1 cun debajo del ombligo, en la línea del medio.

Funciones y uso común

Ren 7 regula la menstruación y se puede usar para tratar el sangrado uterino anormal, y la picazón y secreciones vaginales.

Ren 8

Ubicado en el centro del obligo, en la línea del medio. Ren 8 no se trata con acupuntura, sino con moxibustión. Hay muchos tipos de moxa. Moxa es la hierba artemisa; se puede enrollar como un tabaco y encender uno de sus extremos para aplicar estimulación en los puntos. La moxa también se puede colocar sobre una rebanada de raíz de jengibre para potenciar el efecto calentador del tratamiento.

Funciones y uso común

Se puede usar Ren 8 para restaurar la consciencia, por ejemplo, por un derrame. También se puede usar para tratar una digestión débil en niños. La siguiente imagen muestra un tabaco de moxa siendo usado para calendar la espalda baja. La moxibustión, que es el uso de moxa encendida, es especialmente buena para tratar a las personas tras un derrame, porque a menudo las extremidades están frías. La moxa calienta la extremidad para restaurar rápidamente la circulación sanguínea normal. Muchos acupunturistas son alérgicos al humo de la moxa. Yo, personalmente, uso una lámpara de calor infrarrojo. Penetra la piel y alivia el dolor.

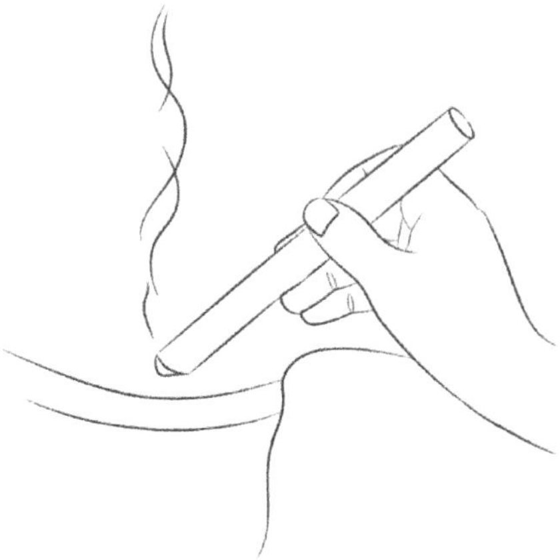

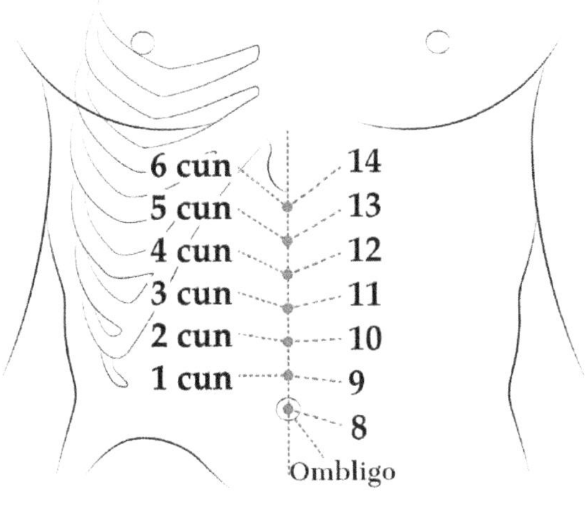

Ren

Ren 9

Ubicado 1 cun arriba del ombligo, en la línea del medio.

Funciones y uso común

Regula los intestinos y se puede usar para tratar el dolor abdominal.

Ren 10

Ubicado 2 cun arriba del ombligo, en la línea del medio.

Funciones y uso común

Regula el Bazo y el Estómago, lo cual trata desórdenes digestivos como gastritis, dolor epigástrico, indigestión y dolor abdominal. Regula la digestión para tratar la indigestión, y el vomitar alimentos que no hayan sido digeridos adecuadamente.

Ren 11

Ubicado 3 cun arriba del ombligo, en la línea del medio.

Funciones y uso común

Regula el Bazo y el Estómago para tratar desórdenes digestivos.

Ren 12

Ubicado 4 cun arriba del ombligo, en la línea del medio.

Funciones y uso común

- Dolor abdominal
- Reflujo ácido
- Dolor ardiente en la garganta y esófago por el reflujo ácido
- Despeja el Fuego del Estómago y el calor, lo cual es una inflamación del estómago
- Disminuye el Qi del Estómago
- Gastritis
- Hipo
- Regula la digestión
- Fortalece el bazo y el Estómago para mejorar la digestión
- Trata la digestión estancada
- Úlceras
- Comida no digerida en las heces
- Vómitos

Ren 12 es un punto importante para regular la digestión. Se supone que el estómago debe digerir la comida y enviarla al intestino delgado. Si esta se queda atascada en el estómago y no puede ser digerida, puede causar reflujo ácido, hernia hiatal y vómitos. Los síntomas del Fuego del Estómago son similares a la gastritis. El estómago se siente como si estuviera ardiendo. Ren 12 despeja ese tipo de inflamación.

Ren 13

Ubicado 5 cun arriba del ombligo, en la línea del medio.

Funciones y uso común

- Reflujo ácido
- Dolor en el corazón
- Náuseas
- Regula el Corazón
- Regula el Estómago
- Fuego del Estómago

Ren 13 puede usarse para tratar la gastritis, las úlceras, dolor de pecho y vómitos.

Ren 14

Ubicado 6 cun arriba del ombligo, en la línea del medio.

Funciones y uso común

- Beneficia el diafragma
- Calma la mente
- Abre el pecho
- Regula el Corazón
- Regula el Estómago

Ren 14 regula el Corazón para tratar el dolor de pecho, pero también trata desórdenes emocionales como miedo, depresión y ansiedad. Beneficia el diafragma y se puede usar para tratar desórdenes como reflujo ácido, vómitos y dificultad para tragar.

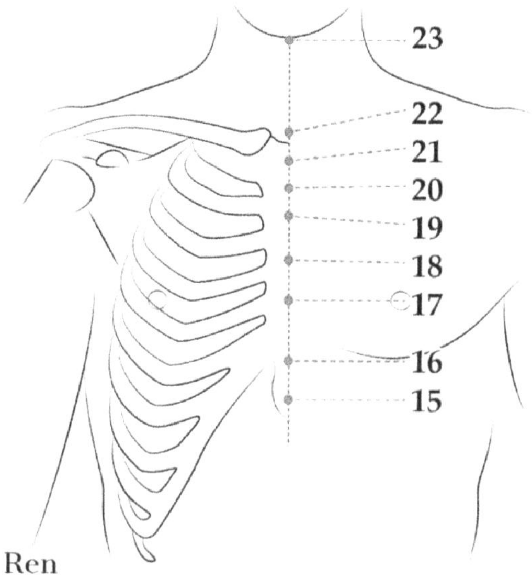

Ren 15

Ubicado 7 cun arriba del ombligo, en la línea del medio, debajo de la apófisis xifoides.

Funciones y uso común

Regula el Corazón. Regula la circulación en el pecho para tratar la distensión del pecho, el reflujo ácido, la pericarditis y las palpitaciones.

Ren 16

Ubicado en la línea del medio del esternón, al nivel del quinto espacio intercostal.

Funciones y uso común

Regula la circulación en el pecho.

Ren 17

Ubicado al nivel del cuarto espacio intercostal, en la línea del medio. Este punto está ubicado al nivel de los pezones.

Funciones y uso común

- Reflujo ácido
- Desórdenes de los senos, como mastitis y abscesos
- Espasmos del diafragma
- Dificultad para respirar
- Dificultad para tragar
- Constricción esofágica
- Hipo
- Promueve la lactancia
- Regula los Pulmones
- Sibilancia

Se puede usar Ren 17 para restaurar la circulación saludable en el pecho.

Ren 18

Ubicado en el tercer espacio intercostal, en la línea del medio.

Funciones y uso común

Regula la circulación en el pecho.

Ren 19

Ubicado en el segundo espacio intercostal, en la línea del medio.

Funciones y uso común

Restaura la circulación en el pecho.

Ren 20

Ubicado al nivel del primer espacio intercostal, en el punto medio del ángulo esternal.

Funciones y uso común

Restaura la circulación en el pecho.

Ren 21

Ubicado 1 cun debajo de Ren 22, en la línea del medio.

Funciones y uso común
Regula el Estómago, restaura la circulación en el pecho.

Ren 22
En el centro de la fosa supraesternal.

Funciones y uso común
Regula los Pulmones y humedece la garganta.

Ren 23
Arriba de la manzana de Adán, en la depresión del borde superior del hueso hioides.

Funciones y uso común
Beneficia la lengua; no es muy usado.

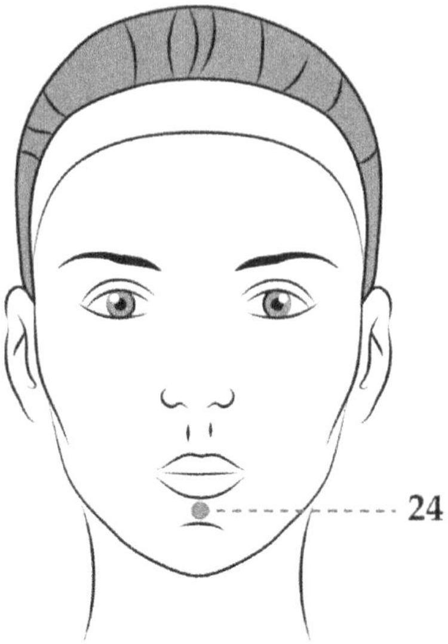

Ren

Ren 24

En la depresión en el centro del surco mentolabial. Traducción: ubicado entre la barbilla y los labios, en el medio.

Funciones y uso común

Relaja los tendones en el rostro; se puede usar para tratar la desviación de la boca y ojo, rigidez de mandíbula, parálisis facial y dolor de cuello.

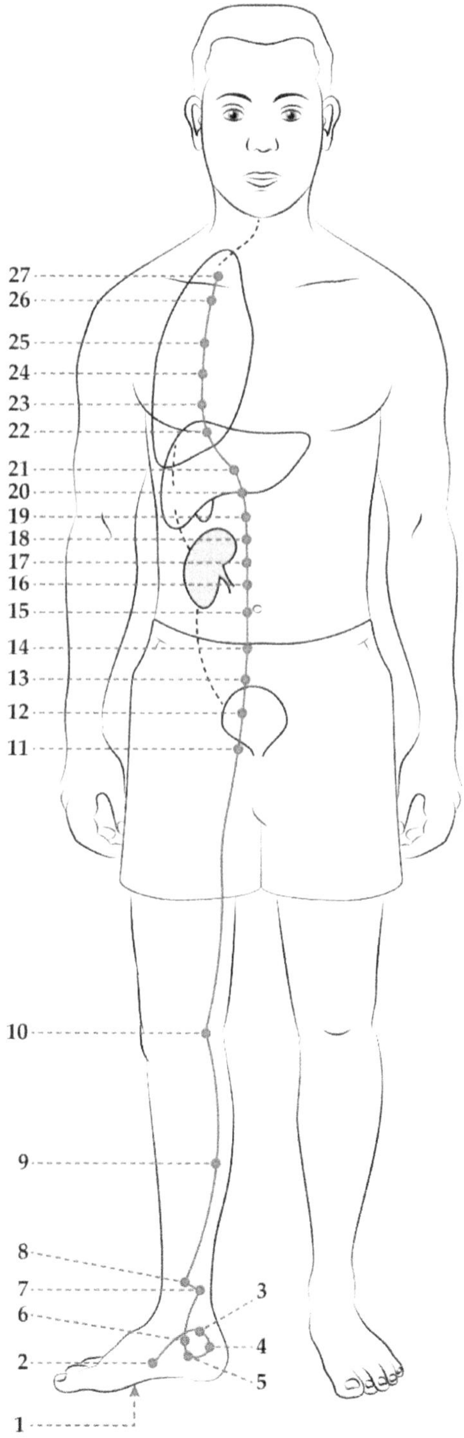

Meridiano Riñón

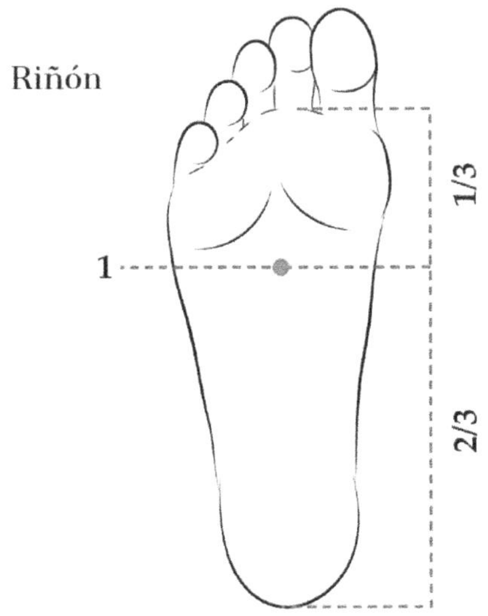

Riñón 1
Ubicado en la plata del pie, en la depresión que se forma cuando el pie está flexionado, en el tercio superior de la planta.

Funciones y uso común
Calma el espíritu y revive la consciencia. Trata la ansiedad, el insomnio y el dolor de cabeza. Este punto es usado para bajar el exceso de energía en la cabeza. Dado que disminuye la energía, es muy relajante.

Riñón 2
Ubicado al frente y debajo del maléolo medial, en la depresión debajo de la tuberosidad del hueso navicular.

Funciones y uso común
Fortalece los riñones, despeja el calor y el fuego. Se puede usar Riñón 2 para tratar el prolapso uterino y la picazón genital.

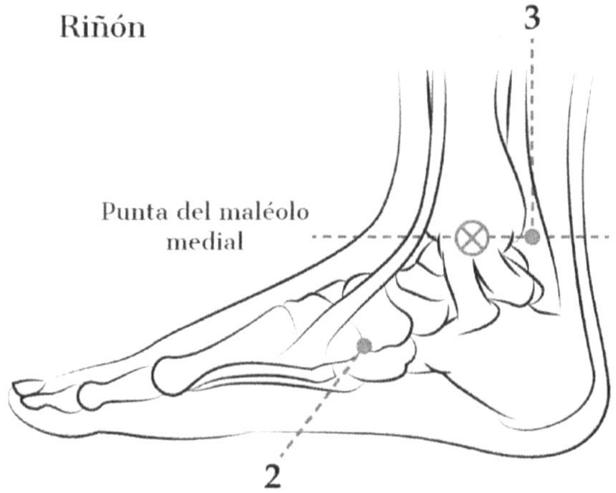

Riñón 3

En la depresión entre el maléolo medial, que es el hueso del tobillo, y la parte de atrás de la pierna. Ubica el punto a medio camino entre la punta del maléolo medial y la parte de atrás de la pierna.

Funciones y uso común

- Asma
- Sordera
- Fatiga por debilidad del Riñón
- Micción frecuente
- Dolor de talón
- Incontinencia
- Insomnio
- Problemas de memoria
- Fortalece el Yang del Riñón, el cual está asociado a problemas de micción
- Fortalece la espalda baja y las rodillas, ayuda a aliviar el dolor de espalda y la debilidad de rodillas

- Fortalece mucho los riñones
- Tinnitus
- Micción urgente
- Sibilancia

Riñón 3 es el punto más importante del meridiano Riñón. Se usa para tratar cualquier tipo de problema renal, incluyendo micción frecuente o urgente, incontinencia y despertarse en la noche para orinar, así como también ayuda a los fetos a calmarse. Puede usarse para tratar desórdenes del oído como sordera y tinnitus, así como cálculos renales. También se usa para tratar el insomnio que es causado por la debilidad de los riñones.

Notas clínicas

En la medicina china, los riñones son la raíz de la salud. Si puedes mantener tus riñones fuertes y sanos, vivirás más y serás más saludable. Los riñones son también una de las cosas más importantes que afectan tu nivel de energía. Me gusta combinar este punto con Riñón 7 y Riñón 6 para un efecto más potente.

Usé esta combinación de tres puntos, Riñón 3, 6 y 7, para tratar a una paciente que estaba en diálisis renal. Después de un par de semanas de tratamiento, ya no necesitó más diálisis. Estos puntos fortalecieron sus riñones lo suficiente como para que pudieran funcionar por sí mismos. Nunca afirmaría que puedo curar una enfermedad renal con estos puntos, pero en su caso, ella pudo dejar de hacerse diálisis, un procedimiento que tuvo que hacerse por muchos años.

La diálisis renal filtra la sangre. Esto es necesario cuando los riñones son muy débiles para filtrar la sangre de forma suficiente. Si fortaleces los Riñones con acupuntura, mejoras la función de los riñones. La acupresión sería útil para esto. La acupuntura es mucho más fuerte, pero puedes beneficiar los riñones usando acupresión en Riñón 3, 6 y 7.

También usé Riñón 3, 6 y 7 en otra paciente que tenía problemas en los riñones. Le habían dicho que su función renal se estaba disminuyendo, probablemente debido a una reacción a un antibiótico. Su médico le dijo que quizás tendría que someterse a diálisis. Con acupuntura semanal, ella logró restaurar la salud de sus pulmones y no tuvo que hacerse diálisis.

Algo que se debe considerar sobre los puntos de Riñón es el efecto que tienen en las emociones. Los riñones están asociados al impulso y la fuerza de voluntad. Si tus riñones están débiles, sufrirás de fatiga y tu motivación para seguir adelante se verá reducida. En los casos de deficiencias renales graves, las hierbas chinas son muy efectivas para restaurar rápidamente los aspectos emocionales de los riñones. Unos riñones débiles también pueden causar que sientas frío en general, y también pueden causar oleadas de calor.

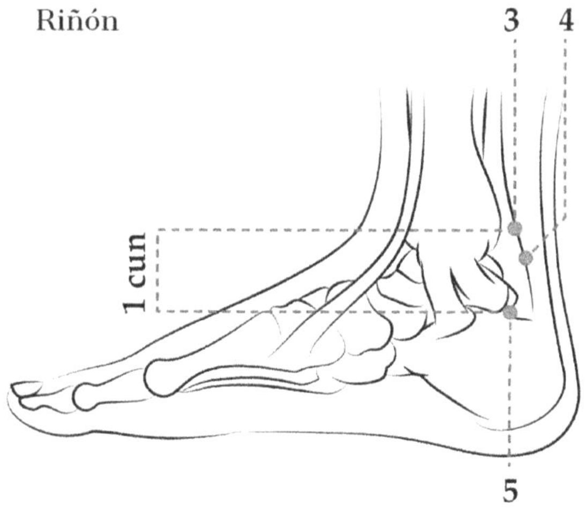

Riñón 4

Ubicado debajo y atrás del maléolo medial, cerca del tendón calcáneo.

Funciones y uso común

- Asma
- Calma la mente
- Fatiga crónica
- Estreñimiento
- Demencia, despeja el cerebro
- Boca seca

- Dolor de talón
- Sofocos (olas de calor)
- Dolor en la espalda baja
- Manía y otros desequilibrios emocionales
- Micción dolorosa
- Palpitaciones
- Fortalece los riñones
- Dificultad para tragar
- Fuerza de voluntad, fortalece la voluntad

Riñón 4 es un punto muy calmante, y también mejora los problemas emocionales, como la fuerza de voluntad. En la medicina china, debes tener riñones fuertes para tener niveles de energía saludables, así como la motivación y el impulso necesarios para avanzar en la vida. R 4 calma el espíritu y despeja el cerebro. Puede usarse para la fatiga crónica, dolor de talón, tos con sangre, dificultad para respirar y dolor en la espalda baja causado por debilidad en los riñones. En la teoría de la medicina china, los Riñones están involucrados en algunos problemas respiratorios.

Riñón 5

Ubicado 1 cun abajo de Riñón 3.

Funciones y uso común

Fortalece los riñones, regula la vejiga y regula la menstruación. Se puede usar para la menstruación irregular, menstruación dolorosa, prolapso uterino, micción dolorosa, visión borrosa y micción frecuente.

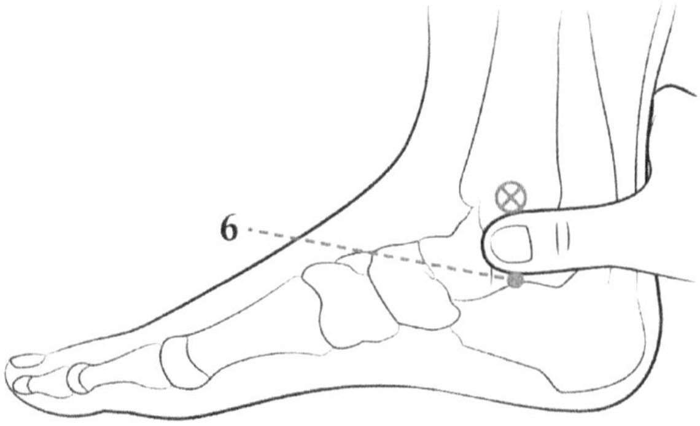

Riñón 6

En la depresión del borde inferior del maléolo medial, 1 cun debajo del maléolo medial, o hueso del tobillo interno.

Funciones y uso común

- Asma
- Calma la mente
- Estreñimiento
- Goteo de orina
- Edema
- Acelera el parto, no usar durante el embarazo
- Micción frecuente
- Sofocos (olas de calor)
- Insomnio
- Menstruación irregular
- Humedece la garganta
- Dormir en exceso
- Garganta irritada
- Fortalece los riñones
- Prolapso uterino

Se puede usar Riñón 6 para la garganta irritada o seca. Es un punto importante para el insomnio, porque es muy calmante. También trata problemas urinarios, como micción frecuente e incontinencia.

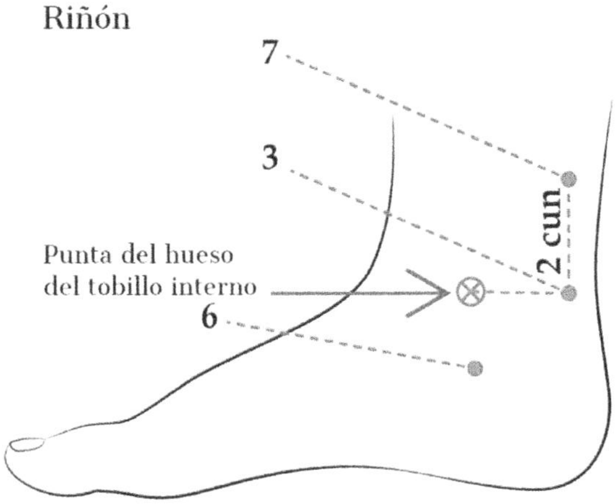

Riñón 7

Ubicado 2 cun arriba de Riñón 3.

Funciones y uso común

- Boca seca
- Edema, que es la retención anormal de fluidos que causa hinchazón, a menudo en los tobillos y pies
- Dolor de pie
- Micción frecuente debido a debilidad del Riñón
- Incontinencia
- Dolor en la espalda baja
- Nefritis
- Sudoración nocturna
- Regula la sudoración
- Regula la vejiga

- Regula la micción
- Fortalece los riñones

Riñón 7 es un punto importante y se puede usar para tratar todos los aspectos de los riñones. Es especialmente útil para tratar la incontinencia, aunque las hierbas chinas también son muy importantes para esto. El edema es causado por la incapacidad de tu cuerpo de deshacerse del exceso de fluidos. Puedes hacerte una prueba presionando firmemente tu tobillo por 30 segundos. Si después de que retiras tu dedo queda una depresión, esto es una señal de que estás reteniendo líquidos. Es muy importante tratar esto. Es una señal de que algo no está funcionando adecuadamente. La medicina china puede tratar la causa raíz de este problema.

Riñón 7 es usado especialmente para tratar problemas urinarios, como la micción dolorosa, y la nefritis.

Riñón

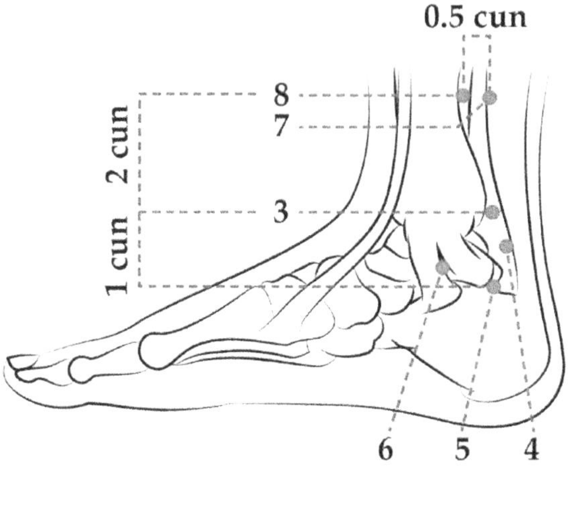

Riñón 8

Ubicado .5 cun frente a Riñón 7, y 2 cun arriba de Riñón 3.

Funciones y uso común

Riñón 8 fortalece los riñones, regula la menstruación, detiene el sangrado uterino anormal y también trata el prolapso uterino, así como el dolor e hinchazón en los testículos.

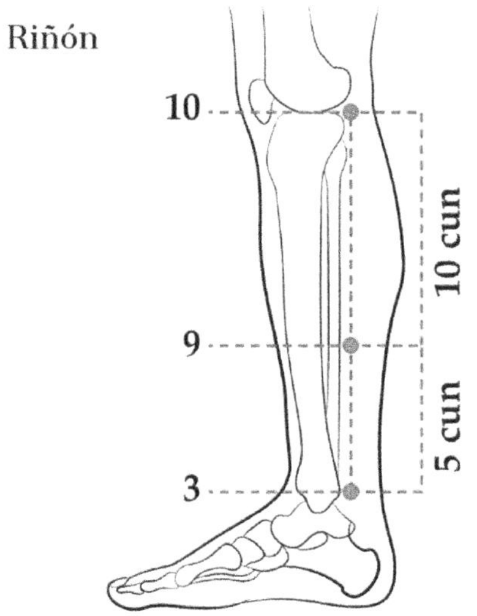

Riñón 9

Ubicado 5 cun directamente arriba de Riñón 3, en el extremo inferior del músculo gastrocnemio.

Funciones y uso común

Fortalece los riñones y calma el espíritu. Se puede usar para tratar desórdenes emocionales como la depresión maníaca y la manía, aunque no es comúnmente usado para esto. También trata el dolor de pie en el arco interior del pie.

Riñón 10

Para ubicarlo, flexiona la rodilla. Este punto está en la parte interna de la pierna, al final del pliegue de la rodilla.

Funciones y uso común

Fortalece los riñones y despeja el calor. Puede usarse para tratar el dolor y la picazón en los genitales, así como el dolor de rodilla.

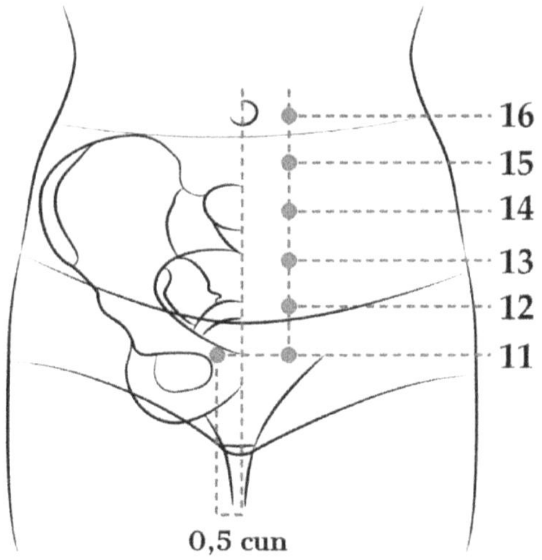

Riñón

Riñón 11

Ubicado 5 cun debajo del obligo, en el borde superior del hueso púbico, .5 cun lateral a Ren 2.

Funciones y uso común

Este no es un punto comúnmente usado por su ubicación en el área inguinal, pero pudiera usarse para tratar el prolapso uterino y los desórdenes urinarios.

Riñón 12

Ubicado 4 cun debajo del obligo, .5 cun lateral a Ren 3.

Funciones y uso común

Este no es un punto comúnmente usado por su ubicación en el área inguinal, pero pudiera usarse para tratar problemas genitales.

Riñón 13

Ubicado 3 cun debajo del obligo, .5 cun lateral a Ren 4.

Funciones y uso común

Regula el abdomen bajo. Puede usarse para tratar la menstruación irregular y las dificultades de micción.

Riñón 14

Ubicado 2 cun debajo del obligo, .5 cun lateral a Ren 5.

Funciones y uso común

Trata el abdomen bajo, sangrado uterino, menstruación irregular, dolor abdominal y distensión.

Riñón 15

Ubicado 1 cun debajo del obligo, .5 cun lateral a Ren 7.

Funciones y uso común

Riñón 15 puede usarse para la menstruación irregular y el dolor abdominal.

Riñón 16

Ubicado .5 cun lateral al obligo, al nivel de Ren 8, que está al nivel del ombligo.

Funciones y uso común

Regula los intestinos para tratar el estreñimiento y otros problemas digestivos.

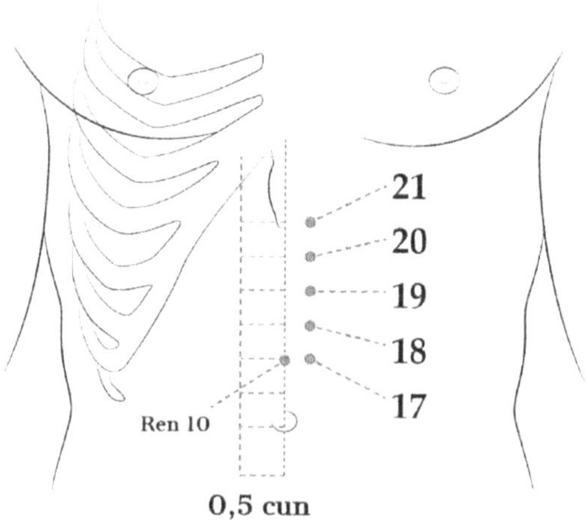

Riñón

Riñón 17

Ubicado 2 cun arriba del ombligo, .5 cun lateral a la línea del medio.

Funciones y uso común

Se puede usar este punto para tratar el dolor abdominal.

Riñón 18

Ubicado 3 cun arriba del ombligo, .5 cun lateral a Ren 11.

Funciones y uso común

Se puede usar para tratar el dolor abdominal postparto.

Riñón 19

Ubicado 4 cun arriba del ombligo, .5 cun lateral al meridiano Ren.

Funciones y uso común

Se puede usar para el dolor abdominal o problemas estomacales, como vómitos o náuseas.

Riñón 20

Ubicado 5 cun arriba del ombligo, .5 cun lateral a la línea del medio frontal, o meridiano Ren.

Funciones y uso común

Regula el estómago. Se puede usar para el dolor abdominal, los vómitos o la indigestión.

Riñón 21

Ubicado 6 cun arriba del ombligo, y .5 cun lateral al meridiano Ren.

Funciones y uso común

Regula el estómago y el hígado para tratar problemas como vómitos y dolor abdominal.

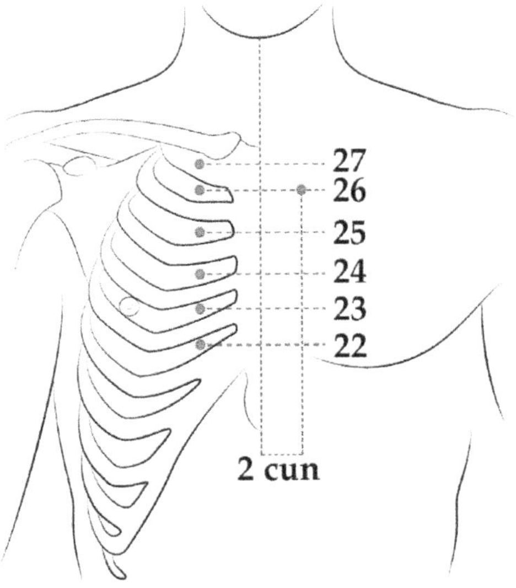

Riñón

Riñón 22

En el quinto espacio intercostal, 2 cun lateral al meridiano Ren.

Funciones y uso común

Mejora la circulación en el pecho. Pudiera usarse para la tos o los desórdenes en el pecho. No es comúnmente usado debido a su ubicación sobre los pulmones.

Riñón 23

En el cuarto espacio intercostal, 2 cun lateral a la línea del medio.

Funciones y uso común

Regula la circulación en el pecho. Se pudiera usar para la mastitis.

Riñón 25

En el segundo espacio intercostal, 2 cun lateral al Ren.

Funciones y uso común

Regula los pulmones y el estómago. Se pudiera usar para tratar la tos y el dolor de pecho. No es comúnmente usado debido a su ubicación.

Riñón 26

En el primer espacio intercostal, 2 cun lateral al meridiano Ren.

Funciones y uso común

Regula la circulación en el pecho.

Riñón 27

En la depresión del borde inferior de la clavícula, 2 cun lateral al meridiano Ren.

Funciones y uso común

Regula la circulación en el pecho. Alivia la tos y la sibilancia, aunque no es comúnmente usado. Otros puntos, como Pulmón 5, 7 o 9, son más comúnmente usados para tratar problemas del Pulmón.

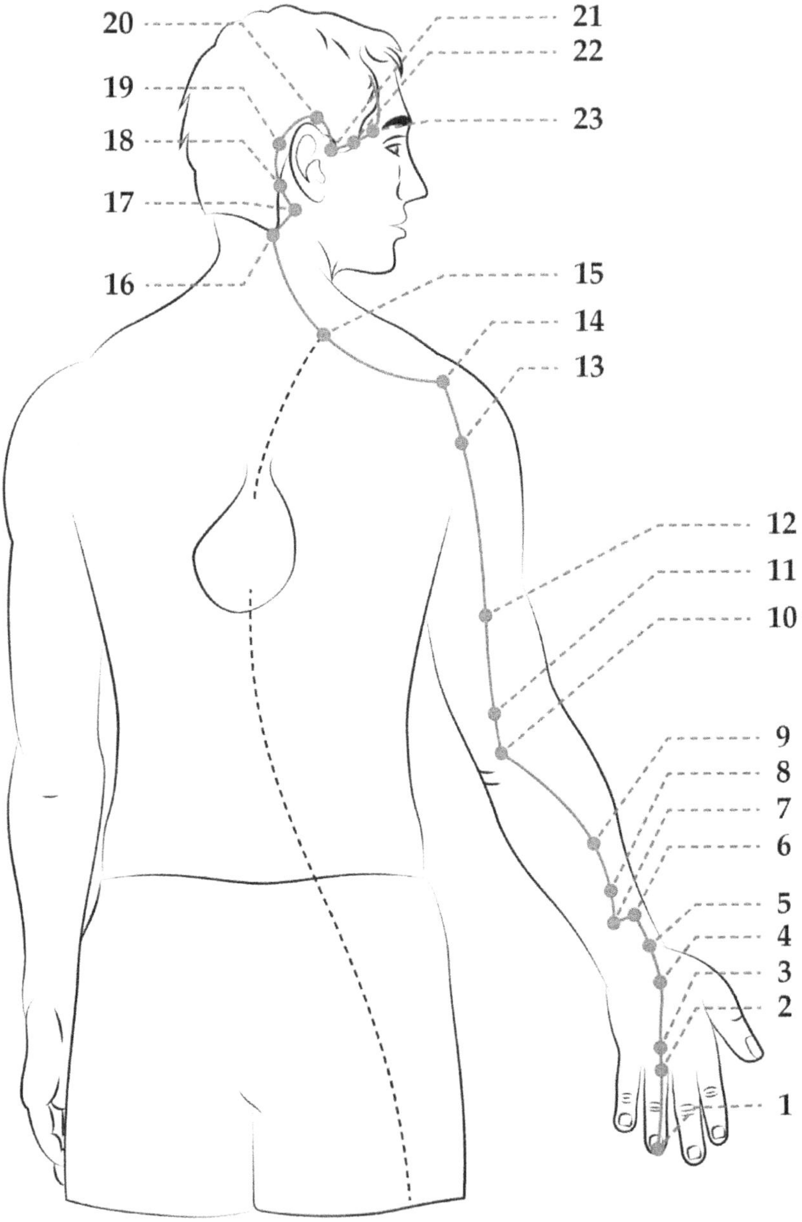

Meridiano Triple Calentador (San Jiao)

El meridiano Triple Calentador también se llama meridiano San Jiao. El concepto de un Triple Calentador es una forma antigua de ver la producción de energía en el cuerpo. Existen tres calentadores: superior, medio e inferior.

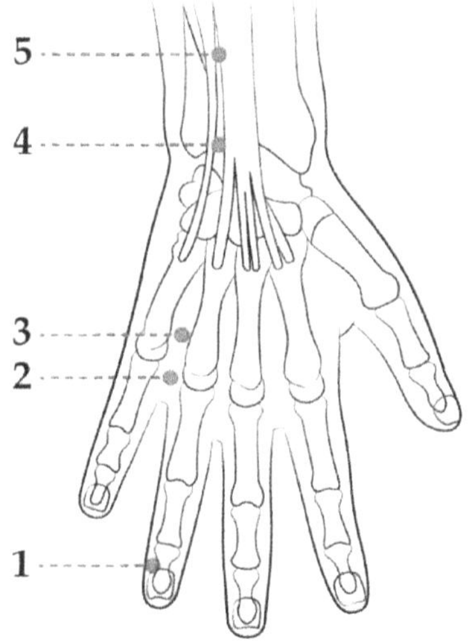

Triple Calentador

Triple Calentador 1

Ubicado en la parte superior del dedo anular, en la esquina de la uña, a .1 cun de la esquina.

Funciones y uso común

Beneficia los oídos y la lengua, trata el dolor en el meridiano Triple Calentador. Se puede usar para el tinnitus, sordera, dolor de oído y dolor en la raíz de la lengua.

Triple Calentador 2

Entre los dedos anular y meñique, a .5 cun del margen del pliegue en la mano.

Funciones y uso común

Beneficia los oídos, trata el dolor en el meridiano Triple Calentador. Trata la sordera, el dolor de oídos, dolor de cabeza, ojos secos y garganta irritada.

Triple Calentador 3

En la parte superior de la mano, en la depresión entre los huesos cuarto y quinto de la mano.

Funciones y uso común

Trata los oídos, cabeza y ojos. Trata el dolor en el meridiano Triple Calentador. Se puede usar para el tinnitus (zumbido en el oído), bloqueos en el oído y dolor de oído. Es considerado como uno de los puntos distales más importantes para tratar desórdenes del oído por cualquier causa.

Triple Calentador 4

En la articulación de la muñeca, en la depresión ubicada lateral al tendón extensor común de los dedos.

Funciones y uso común

Relaja los tendones. Trata el dolor en el brazo, hombro y muñeca.

Triple Calentador 5

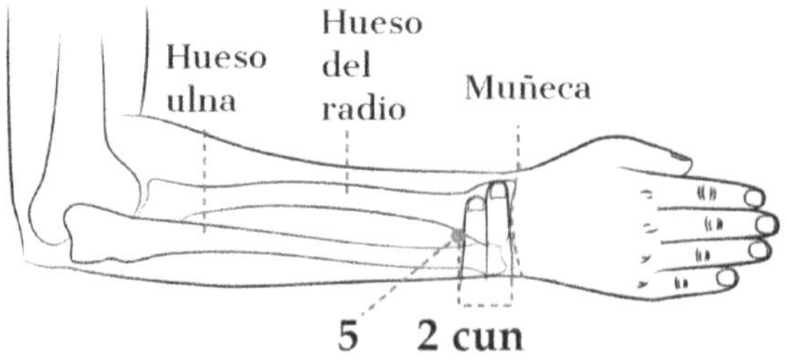

Triple Calentador 5
Ubicado 2 cun arriba de Triple Calentador 4, entre los huesos del radio y ulna.

Funciones y uso común

- Alergias
- Beneficia la cabeza y los oídos
- Resfriados y gripe
- Dolor de oído
- Dolores de cabeza
- Problema de audición

Triple Calentador 6

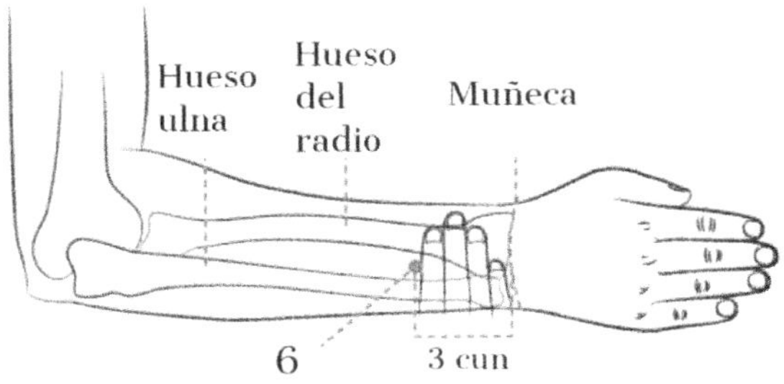

Triple Calentador 6

Ubicado a 3 cun de la cresta de la muñeca, en la depresión entre el radio y el hueso ulna.

Funciones y uso común

- Beneficia la voz
- Estreñimiento
- Abre los intestinos
- Pérdida repentina de la voz
- Dolor de garganta
- Tinnitus

Triple Calentador 6 resuelve el estancamiento y abre los intestinos. Triple Calentador 6 es usado para el estreñimiento severo, en combinación con otros puntos como Intestino Grueso 11 y Estómago 36. Los puntos elegidos dependen de la causa subyacente del problema.

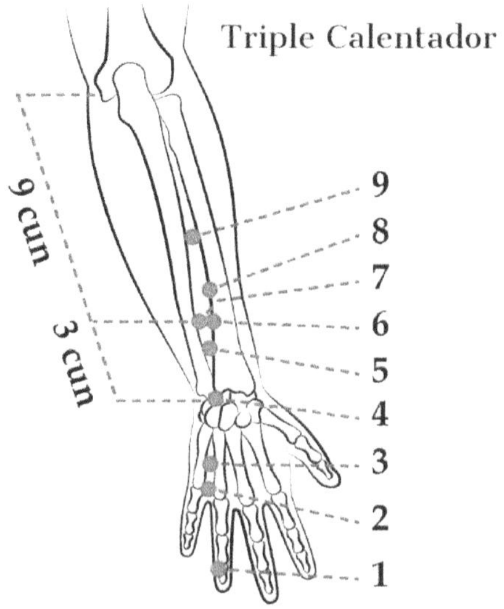

Triple Calentador 7
Ubicado a 3 cun de la cresta de la muñeca, en el lado ulnar al nivel de Triple Calentador 4.

Funciones y uso común
Beneficia los oídos. Trata la sordera, tinnitus y dolor de brazo.

Triple Calentador 8
Ubicado a 4 cun de la cresta de la muñeca.

Funciones y uso común
Despeja el meridiano y los orificios sensoriales para tratar la sordera repentina o pérdida repentina de la voz. Trata el dolor de mano y brazo.

Triple Calentador 9

Ubicado a 7 cun de la cresta de la muñeca, en la depresión entre el radio y la ulna.

Funciones y uso común

Beneficia la garganta y oídos. Usado para la pérdida repentina de voz, sordera repentina, tinnitus y dolor de dientes.

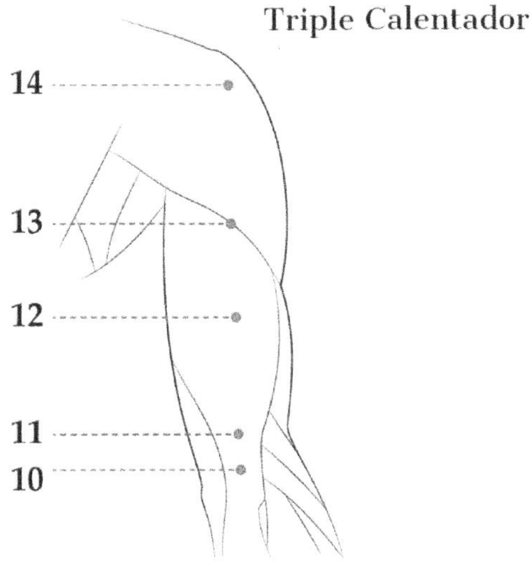

Triple Calentador 10

Ubicado 1 cun debajo del codo.

Funciones y uso común

Activa el meridiano y alivia el dolor. Trata la atrofia y adormecimiento del brazo.

Triple Calentador 11

Ubicado a 1 cun de Triple Calentador 10.

Funciones y uso común

Trata el dolor de codo y brazo.

Triple Calentador 12

Ubicado a medio camino entre Triple Calentador 10 y 14.

Funciones y uso común

Trata la incapacidad de voltear la cabeza, dolor de hombro y brazo.

Triple Calentador 13

En el borde posterior del músculo deltoides, ubicado a dos tercios de la distancia entre Triple Calentador 10 y 14.

Funciones y uso común

Trata el dolor de hombro y brazo.

Triple Calentador 14

Ubicado en el hombro, 1 cun debajo de IG 15.

Funciones y uso común

Trata el dolor de hombro y brazo.

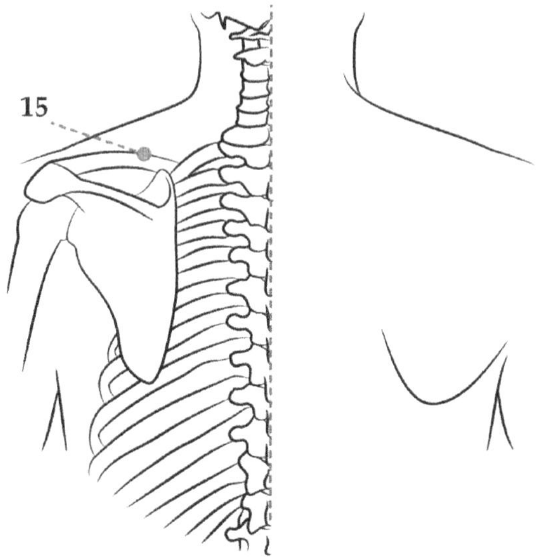

Triple Calentador

Triple Calentador 15

En la fosa supraescapular, en la depresión a medio camino entre VB 21 e ID 13.

Funciones y uso común

Trata el dolor de hombro y codo.

Triple Calentador 16

En el borde posterior del músculo esternocleidomastoideo.

Funciones y uso común

Beneficia la cabeza y el cuello. Para sordera repentina, dolor de cabeza y visión borrosa (este punto está ubicado en el cuello, y no es comúnmente usado).

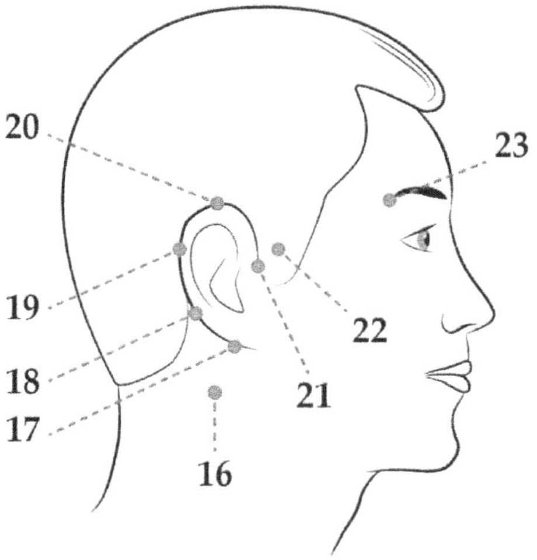

Triple Calentador

Triple Calentador 17

Ubicado detrás del lóbulo de la oreja, entre la apófisis mandibular y mastoides.

Funciones y uso común

Beneficia los oídos, despeja el calor y alivia el dolor en el meridiano. Trata la sordera, picazón dentro del oído, enrojecimiento, dolor e hinchazón del oído; dolor e hinchazón de la oreja, dolor de oído y tinnitus. Trata la mandíbula rígida y la disminución de la visión.

Triple Calentador 18

Ubicado en el centro de la apófisis mastoides, en la unión del 1/3 medio e inferior de la curva formada por Triple Calentador 17 y 20.

Funciones y uso común

Beneficia los oídos. Usado para el tinnitus, sordera y dolor de oído.

Triple Calentador 19

Ubicado detrás de la oreja, en la unión del 1/3 medio y superior de la curva formada por Triple Calentador 17 y 20.

Funciones y uso común

Trata los oídos. Usado para sordera, tinnitus y dolor de oído.

Triple Calentador 20

Ubicado directamente arriba del ápice de la oreja, que se ubica doblando la oreja hacia adelante.

Funciones y uso común

Beneficia los oídos y dientes. Trata el tinnitus, sordera y dolor de dientes.

Triple Calentador 21

En la depresión frente a la muesca supratrágica y ligeramente superior al proceso condilar de la mandíbula. Sé que esto suena enredado, pero Triple Calentador 21 está en la raíz de la oreja, como se muestra en la imagen.

Funciones y uso común

Trata los oídos. Usado para el tinnitus, sordera, dolor de oído. Abre y regula los oídos. Restaura la circulación normal en los oídos, lo que sana desórdenes del oído.

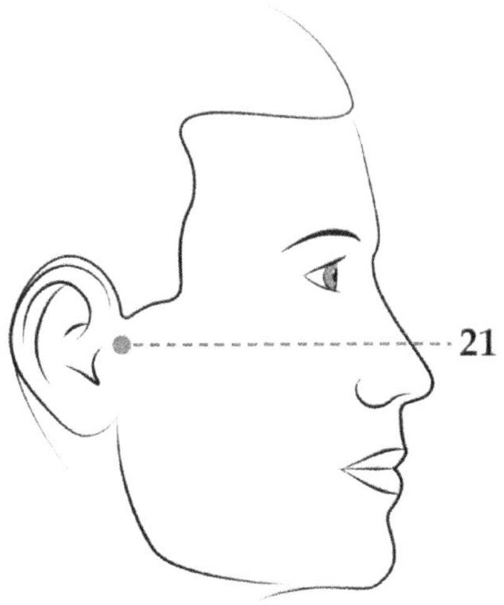

Triple Calentador

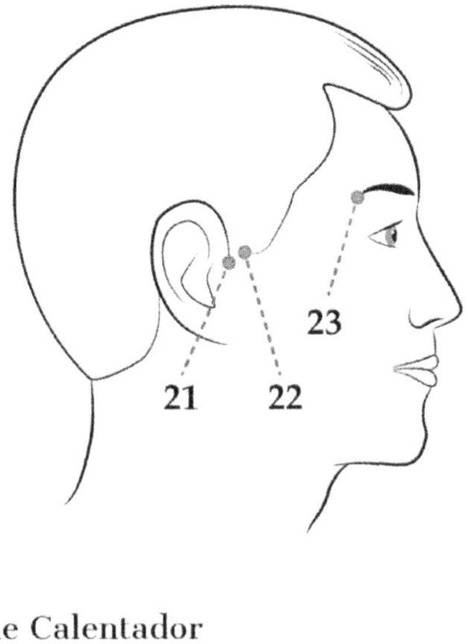

Triple Calentador

Triple Calentador 22
Ubicado .5 cun frente al borde superior de la raíz de la oreja.

Funciones y uso común
Trata el dolor de oído y el tinnitus.

Triple Calentador 23
En la depresión en el extreme lateral de la ceja.

Funciones y uso común
Beneficia los ojos. Trata la visión borrosa, enrojecimiento de los ojos y parálisis facial.

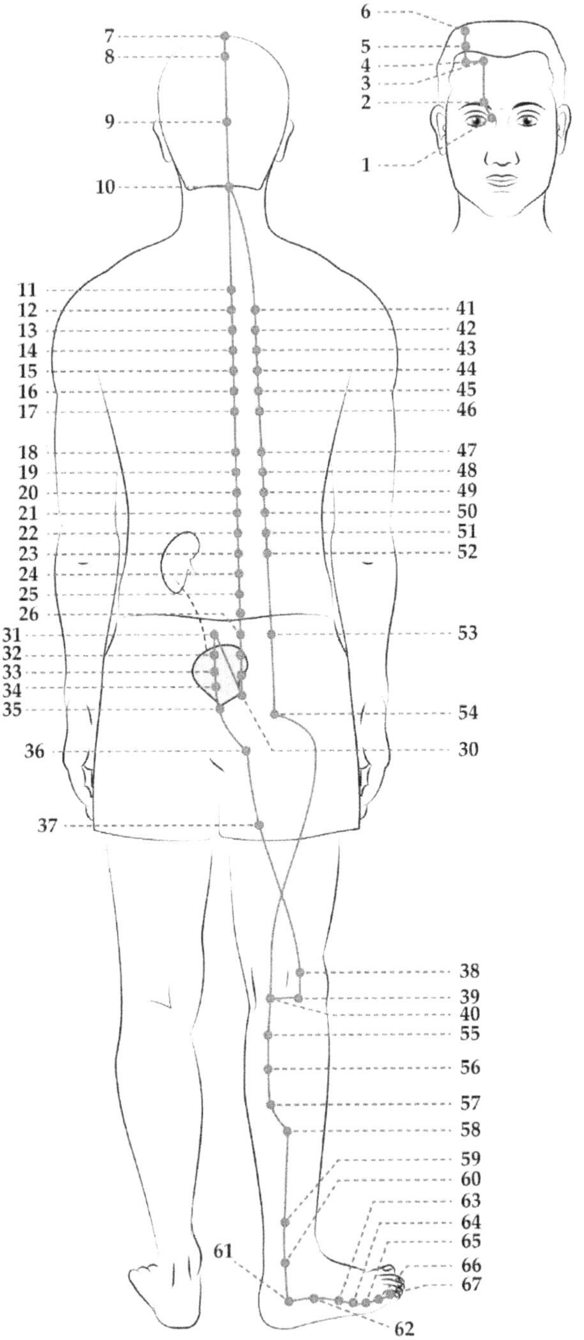

Meridiano Vejiga

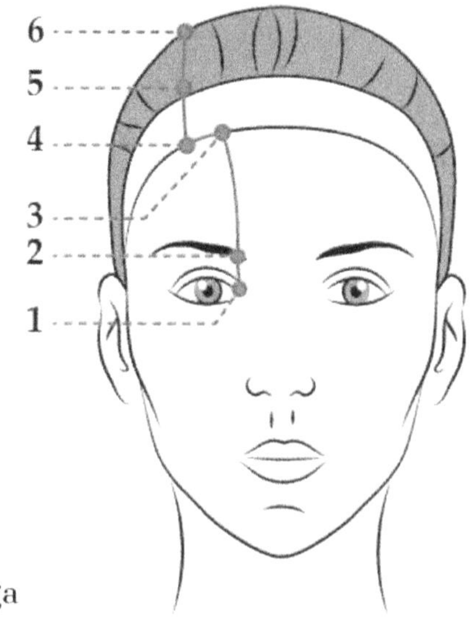

Vejiga

Vejiga 1

Ubicado a .1 cun superior al canto inferior (esquina inferior) del ojo.

Funciones y uso común

Abre e ilumina los ojos. Puede usarse para la mayoría de los tipos de enfermedades oculares, incluyendo glaucoma, cataratas, atrofia del nervio óptico, daltonismo, miopía, hinchazón de los ojos, dolor en los ojos, visión borrosa y ceguera repentina. Vejiga 1, como otros puntos alrededor del ojo, estimula la función nerviosa saludable del ojo. La acupuntura restaura la función de los nervios y así el cuerpo se cura a sí mismo.

Vejiga 2

En el extremo medial, o interno, de la ceja.

Funciones y uso común

Este punto puede ser usado para lo mismo que Vejiga 1: tratar todas las enfermedades oculares. Además de problemas de los ojos, se puede usar para abrir los senos paranasales para tratar alergias, congestión o dolor.

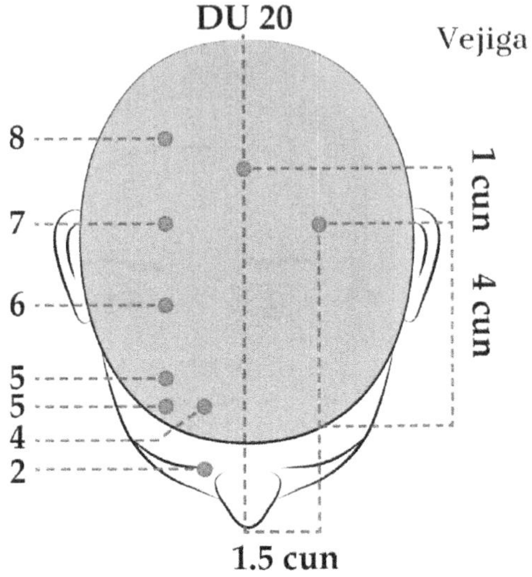

Vejiga 3

Ubicado arriba del extremo medial de la ceja, .5 cun arriba de la línea del cabello frontal.

Funciones y uso común

Despeja la cabeza para aliviar el dolor de cabeza; también trata la congestión nasal.

Vejiga 4

Ubicado .5 cun por arriba de la línea frontal de cabello, a 1.5 cun de la línea del medio.

Funciones y uso común

Se puede usar para la congestión nasal.

Vejiga 5

Ubicado a 1.5 cun lateral a la línea del medio, y .5 cun directamente arriba de Vejiga 4.

Funciones y uso común

Puede usarse para congestión nasal, vértigo y visión borrosa.

Vejiga 6

Ubicado 1.5 cun posterior a Vejiga 5, 1.5 cun lateral a la línea del medio.

Funciones y uso común

Despeja los senos paranasales para tratar bloqueos de estos.

Vejiga 7

Ubicado 1.5 cun posterior a Vejiga 6, 1.5 cun lateral a la línea del medio.

Funciones y uso común

Regula la nariz para tratar la congestión nasal, pérdida del sentido del olfato, senos paranasales inflamados y dolor de cabeza.

Vejiga 8

Ubicado 1.5 cun posterior a Vejiga 7, 1.5 cun lateral a la línea del medio.

Funciones y uso común

Trata los ojos y la nariz. Puede usarse para tratar la congestión nasal y la visión borrosa.

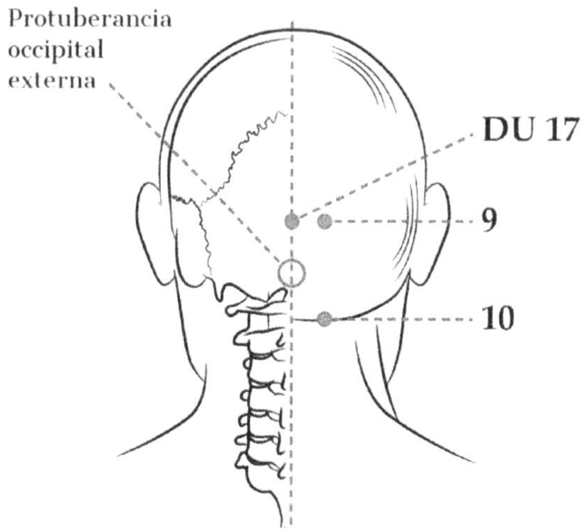

Vejiga

Vejiga 9

Ubicado 1.3 cun lateral a Du 17 en la línea del medio, en el lado lateral del borde superior de la protuberancia occipital externa, que es el nudo huesudo en la parte de atrás de tu cabeza.

Funciones y uso común

Trata la nariz y los ojos. Se puede usar para la congestión nasal y el dolor ocular.

Vejiga 10

Ubicado 1.3 cun lateral a Du 15, en la depresión del lado lateral del músculo trapecio.

Funciones y uso común

Abre la nariz y trata el dolor de ojos, rigidez del cuello, dolor de cabeza en la base de la cabeza y latigazos.

Vejiga 11

Ubicado 1.5 cun lateral a la línea del medio, al nivel del borde inferior de la primera vértebra torácica.

Funciones y uso común

Regula los pulmones, expande y relaja el pecho para tratar males como neumonía, bronquitis, tos, resfriado, gripe y pleuresía. También trata desórdenes óseos porque fortalece los huesos y relaja los tendones. Trata la rigidez de la columna, deformidad de las articulaciones y cuello rígido.

Vejiga 12

Ubicado 1.5 cun lateral a la línea del medio, en el borde inferior de la segunda vértebra torácica.

Funciones y uso común

Regula los Pulmones, lo cual se puede usar para tratar resfriados y gripes, neumonía, bronquitis, pleuresía y tos ferina. También abre los senos paranasales para tratar la congestión nasal y secreción nasal.

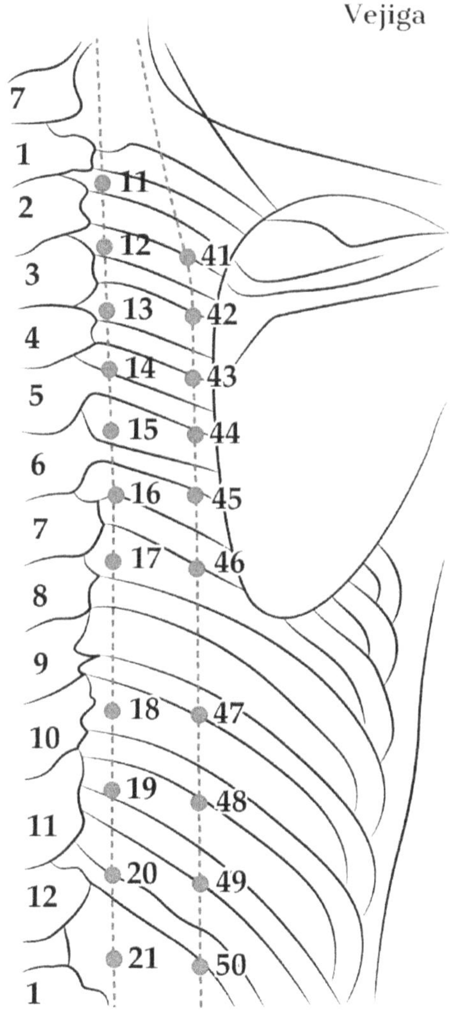

Puntos Shu de Vejiga

Vejiga 13 comienza la serie de puntos llamados puntos "Shu de la espalda". Esto se entiende también como puntos "Asociados". Cada punto se corresponde a un órgano específico. Se pueden usar para tratar problemas de salud crónicos de los órganos asociados. Por ejemplo, el punto Asociado a Pulmón es Vejiga 13, lo que significa que este punto es usado para tratar desórdenes del Pulmón. Vejiga 14 trata el Pericardio, Vejiga 15 trata el

Corazón, etc. Los acupunturistas llaman a estos puntos Shu de la espalda, pero estoy evitando usar el término chino Pin Yin, porque quiero usar uno más familiar. Me referiré a todos los puntos "Shu" como "Punto Asociado" para facilidad de uso.

Vejiga 13

Ubicado 1.5 cun lateral a Du 12, en el borde inferior de la tercera vértebra torácica.

Funciones y uso común

Punto Asociado al Pulmón. Vejiga 13 regula y tonifica los Pulmones. Puede usarse para tratar las dificultades para respirar, resfriado y gripe, exceso de mucosidad en los pulmones, asma, bronquitis y tos.

Vejiga 14

Ubicado 1.5 cun lateral a la línea del medio, en el borde inferior de la cuarta vértebra torácica.

Funciones y uso común

Punto Asociado al Pericardio. Regula y fortalece el Corazón. Mejora la circulación en el pecho y puede usarse para tratar el dolor de pecho, palpitaciones, neuralgia intercostal (dolor de costilla) y tos.

Vejiga 15

Ubicado 1.5 cun lateral a la línea del medio, en el borde inferior de la apófisis espinosa de la quinta vértebra torácica.

Función y usos comunes

Punto Asociado al Corazón. Regula y fortalece el Corazón, despeja el fuego de corazón, restaura la circulación normal en el pecho y calma la mente. Se puede usar para tratar la tos, dolor de pecho, insomnio, ansiedad, palpitaciones y tos con sangre.

Vejiga 16

Ubicado 1.5 cun lateral a la línea del medio, al nivel del borde inferior de la apófisis espinosa de la sexta vértebra torácica.

Funciones y uso común

Punto Asociado al Vaso Gobernador (meridiano Du). Según algunas fuentes, el uso moderno más común es para tratar enfermedades de la piel como psoriasis y picazón. Otra fuente indica que restaura la circulación en el pecho y puede usarse para tratar la pericarditis, endocarditis, espasmos del diafragma y dolor del pecho.

Vejiga 17

Ubicado 1.5 cun lateral a la línea del medio, al nivel del borde inferior de la apófisis espinosa de la séptima vértebra torácica.

Funciones y uso común

Punto Asociado al diafragma. Regula la sangre, moviliza la sangre estancada y despeja el calor en la sangre. Vejiga 17 regula el diafragma para tratar la hernia hiatal, constricción esofágica y reflujo ácido.

Vejiga 18

Ubicado 1.5 cun lateral a la línea del medio, al nivel del borde inferior de la apófisis espinosa de la novena vértebra torácica.

Funciones y uso común

Punto Asociado del Hígado. Vejiga 18 regula el Hígado y la Vesícula Biliar. Trata problemas digestivos como ictericia y pancreatitis. Ilumina los ojos; puede usarse para tratar desórdenes oculares como visión borrosa, atrofia del nervio óptico y ceguera nocturna.

Vejiga 19

Ubicado 1.5 cun lateral a la línea del medio, al nivel del borde inferior de la apófisis espinosa de la décima vértebra torácica.

Funciones y uso común

Punto Asociado a la Vesícula Biliar. Vejiga 19 regula el Hígado y la Vesícula Biliar. Puede usarse para tratar la ictericia, vómitos y pancreatitis. Despeja el calor húmedo del Hígado y la Vesícula Biliar, lo cual se puede traducir como que trata la ictericia y u otros desórdenes del Hígado o la Vesícula Biliar asociados con la inflamación.

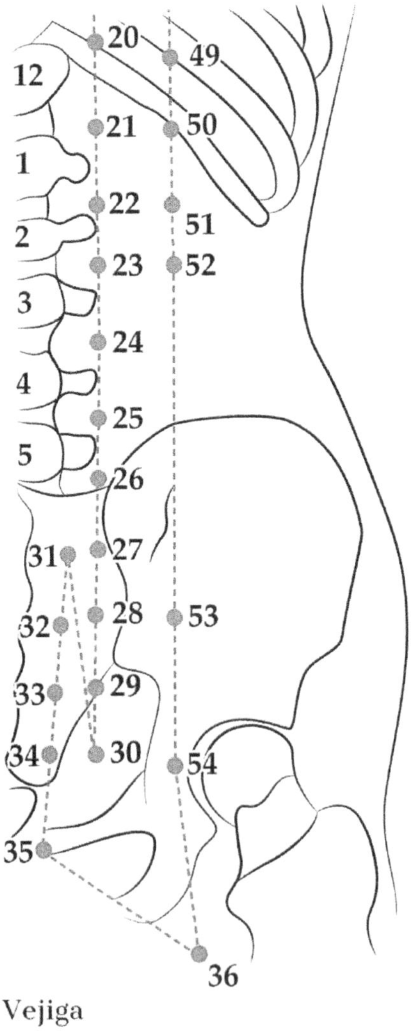

Vejiga

Vejiga 20

Ubicado 1.5 cun lateral a la línea del medio, al nivel del borde inferior de la apófisis espinosa de la undécima vértebra torácica.

Funciones y uso común

Punto Asociado al Bazo. Vejiga 20 regula y fortalece el Bazo (digestión); mejora la digestión y los niveles de energía.

Vejiga 21

Ubicado 1.5 cun lateral a la línea del medio, al nivel del borde inferior de la apófisis espinosa de la decimosegunda vértebra torácica.

Funciones y uso común

Punto Asociado al Estómago. Vejiga 21 tonifica el Bazo, eleva el Qi de Bazo y mantiene la sangre. Traducción: mejora la digestión, regula la digestión, trata los edemas y la fatiga. Se puede usar para tratar problemas digestivos como diarrea, náuseas y dolor en el área del estómago. La expresión "mantiene la sangre" significa que regula la sangre.

Vejiga 22

Ubicado 1.5 cun lateral a la línea del medio, al nivel del borde inferior de la apófisis espinosa de la primera vértebra lumbar.

Funciones y uso común

Punto Asociado a Triple Calentador o San Jiao. Vejiga 22 regula el Triple Calentador y fortalece los Riñones. Puede usarse para tratar edema, nefritis, problemas digestivos y para activar la vejiga para que expulse cálculos del tracto urinario o de los riñones. El Triple Calentador es un concepto antiguo que describe el flujo de energía en el cuerpo. Existe el Calentador Superior, Medio e Inferior, cada uno correspondiente a órganos específicos.

Vejiga 23

Ubicado 1.5 cun lateral a la línea del medio, al nivel del borde inferior de la apófisis espinosa de la segunda vértebra lumbar.

Funciones y uso común

Punto Asociado al Riñón. Fortalece los riñones y tonifica todos los aspectos de los riñones. Regula la micción, lo que puede promover la micción en casos de problemas urinarios dolorosos. Trata la incontinencia urinaria, edema y nefritis crónica. Trata las orejas e ilumina los ojos; pudiera usarse para tratar problemas de audición, tinnitus, sordera y visión borrosa. Fortalece la espalda baja para tratar el dolor de espalda causado por una deficiencia del Riñón.

Vejiga 24

Ubicado 1.5 cun lateral a la línea del medio, al nivel del borde inferior de la apófisis espinosa de la tercera vértebra lumbar.

Funciones y uso común

Punto Asociado al Mar de Qi. Mejora los niveles de energía y fortalece la espalda baja. Puede usarse para tratar el dolor de la espalda baja.

Vejiga 25

Ubicado 1.5 cun lateral a la línea del medio, al nivel del borde inferior de la apófisis espinosa de la cuarta vértebra lumbar.

Funciones y uso común

Punto Asociado al Intestino Grueso. Regula los intestinos y fortalece la espalda baja y las rodillas. Puede usarse para tratar el estreñimiento, el prolapso rectal y las hemorroides.

Vejiga 26

Ubicado 1.5 cun lateral a la línea del medio, al nivel del borde inferior de la apófisis espinosa de la quinta vértebra lumbar.

Funciones y uso común

Punto Asociado a la Puerta de Origen. Vejiga 26 fortalece la espalda baja. Puede usarse para tratar el dolor de la espalda baja.

Vejiga 27

Ubicado 1.5 cun lateral a la línea del medio, al nivel del primer agujero sacro posterior. Traducción: los agujeros sacros son huecos en el sacro, que también se llama coxis.

Funciones y uso común

Punto Asociado al Intestino Delgado. Regula los intestinos y la vejiga. Puede usarse para tratar la peritonitis y el cólico. También puede usarse para tratar los síndromes de calor húmedo que dificultan la micción. El calor húmedo puede considerarse un tipo de inflamación: hay demasiado calor, o inflamación, en el cuerpo.

Vejiga 28

Ubicado 1.5 cun lateral a la línea del medio, al nivel del segundo agujero sacro posterior.

Funciones y uso común

Punto Asociado a la Vejiga. Vejiga 28 regula la vejiga. Puede usarse para tratar disfunciones urinarias dolorosas, prostatitis y dolor de la espalda baja. Fortalece la espalda baja.

Vejiga 29

Ubicado 1.5 cun lateral a la línea del medio, al nivel del tercer agujero sacro posterior.

Funciones y uso común

Punto Asociado a la columna media. También se traduce como Agujero de la Columna Central. Fortalece la espalda baja para tratar la rigidez y dolor de la columna.

Vejiga 30

Ubicado 1.5 cun lateral a la línea del medio, al nivel del cuarto agujero sacro posterior.

Funciones y uso común

Punto Asociado al Anillo Blanco. La traducción de esto se refiere al ano. Puede usarse para tratar el dolor de la espalda baja y la incontinencia urinaria causada por parálisis. Aunque no es usado con frecuencia, pudiera usarse para tratar el dolor de espalda.

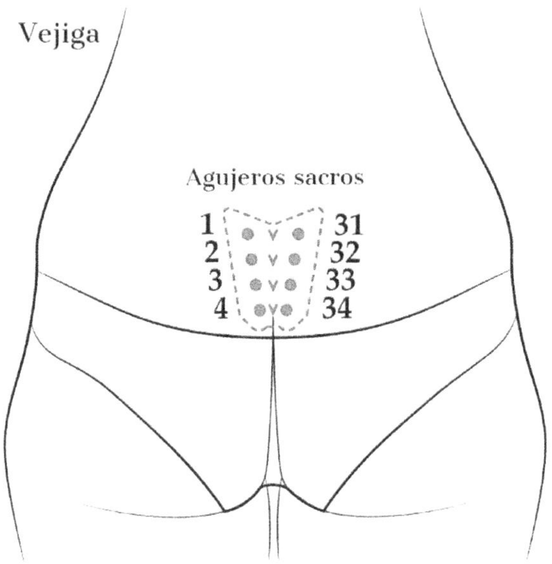

Vejiga 31

En el primer agujero sacro posterior, donde están los huecos en tu coxis.

Funciones y uso común

Vejiga 31, 32, 33 y 34 son puntos llamados Ocho Agujeros Sacros. Se usan a menudo juntos para tratar el dolor de la espalda baja y dolor de sacro y coxis. Aunque existen unos 100 puntos en el cuerpo que pueden tratar el dolor de la espalda, estos puntos son muy efectivos para restaurar el flujo sanguíneo y relajar los músculos en la espalda.

Vejiga 32
En el segundo agujero sacro posterior.

Funciones y uso común
Ver arriba.

Vejiga 33
En el tercer agujero sacro posterior.

Funciones y uso común
Ver arriba.

Vejiga 34
En el cuarto agujero sacro posterior.

Funciones y uso común
Ver arriba.

Vejiga 35
En ambos lados de la punta del coxis, .5 cun lateral a la línea del medio. Nota cómo el meridiano Vejiga se divide en este punto y baja por la pierna hasta el final del dedo pequeño del pie. Existen dos líneas del meridiano Vejiga en la espalda: la línea interior y la línea exterior.

Funciones y uso común
Puede usarse para tratar el dolor del coxis, aunque existen muchos otros puntos para tratar esto a los que se puede acceder más fácilmente.

Vejiga 36
En el centro de la línea glútea. Traducción: la línea glútea está ubicada debajo de las nalgas.

Funciones y uso común
Vejiga 36 fortalece la espalda baja, y puede usarse para aliviar el dolor en esa zona. También está indicado para tratar las hemorroides.

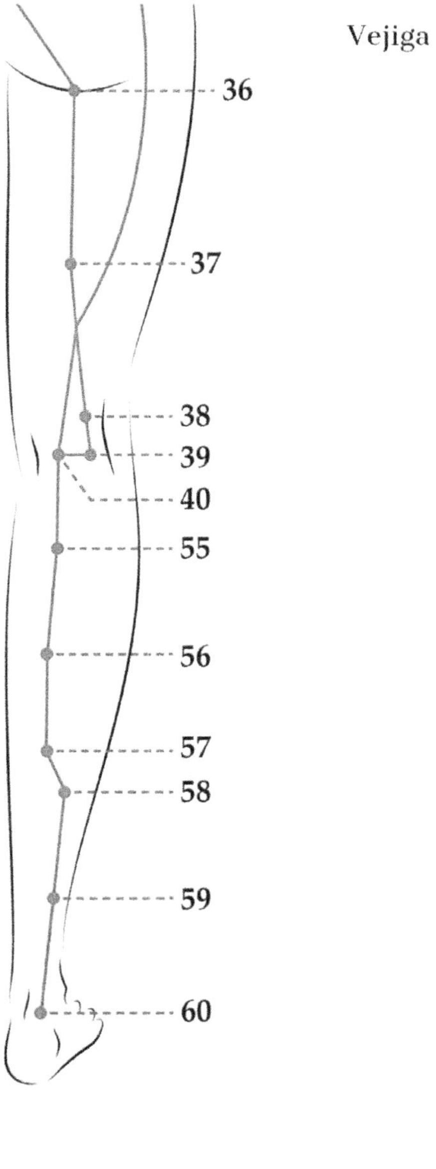
Vejiga
36
37
38
39
40
55
56
57
58
59
60

Vejiga 37

Ubicado 6 cun debajo de Vejiga 36, en la línea que une a Vejiga 36 y 40.

Funciones y uso común

Vejiga 37 fortalece la espalda baja. Puede usarse para aliviar el dolor en la espalda baja, ciática y la atrofia en la pierna.

Vejiga 38

Ubicado 1 cun arriba de Vejiga 39, en el lado medial del tendón del bíceps femoral. Se ubica con la rodilla flexionada.

Funciones y uso común

Relaja los tendones y alivia el dolor de la espalda baja.

Vejiga 39

Lateral a Vejiga 40, en el borde medial del tendón del bíceps femoral.

Funciones y uso común

Regula el Triple Calentador para tratar la distención abdominal. Pudiera usarse para tratar el dolor de rodilla.

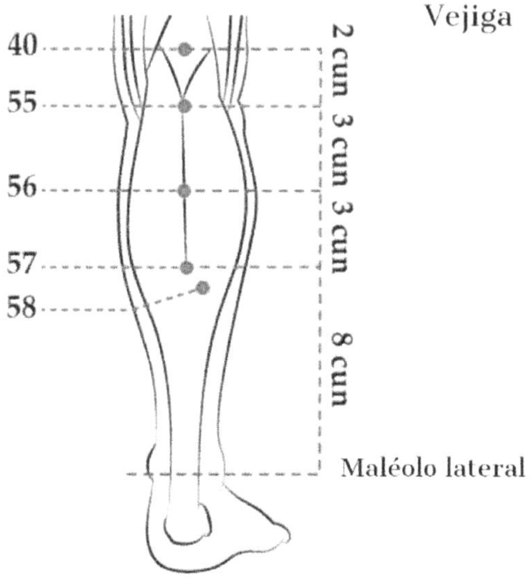

Vejiga 40

Ubicado en medio de la fosa poplítea. Traducción: ubicado detrás de la rodilla, casi en el medio.

Funciones y uso común

Fortalece la espalda baja y alivia el dolor de espalda. Relaja los tendones y puede usarse para tratar el dolor de espalda que causa rigidez e incapacidad de pararse derecho.

Vejiga 41

Ubicado 3 cun lateral a la línea del medio, al nivel del borde inferior de la apófisis espinosa de la segunda vértebra torácica, en el borde de la columna de la escápula (omoplato).

Funciones y uso común

Se puede usar para tratar el dolor de espalda o dolor de hombro.

Vejiga 42

Ubicado 3 cun lateral a línea del medio, al nivel del borde inferior de la apófisis espinosa de la tercera vértebra torácica.

Funciones y uso común

Fortalece los pulmones. Puede usarse para tratar dificultades para respirar y tos.

Vejiga 43

Ubicado 3 cun lateral a la línea del medio, al nivel del borde inferior de la apófisis espinosa de la cuarta vértebra torácica, en el borde de la columna de la escápula (omoplato).

Funciones y uso común

Fortalece los pulmones y riñones. Puede usarse para tratar problemas pulmonares como bronquitis, asma y tuberculosis. Estos males serían comúnmente tratados con medicina herbal china.

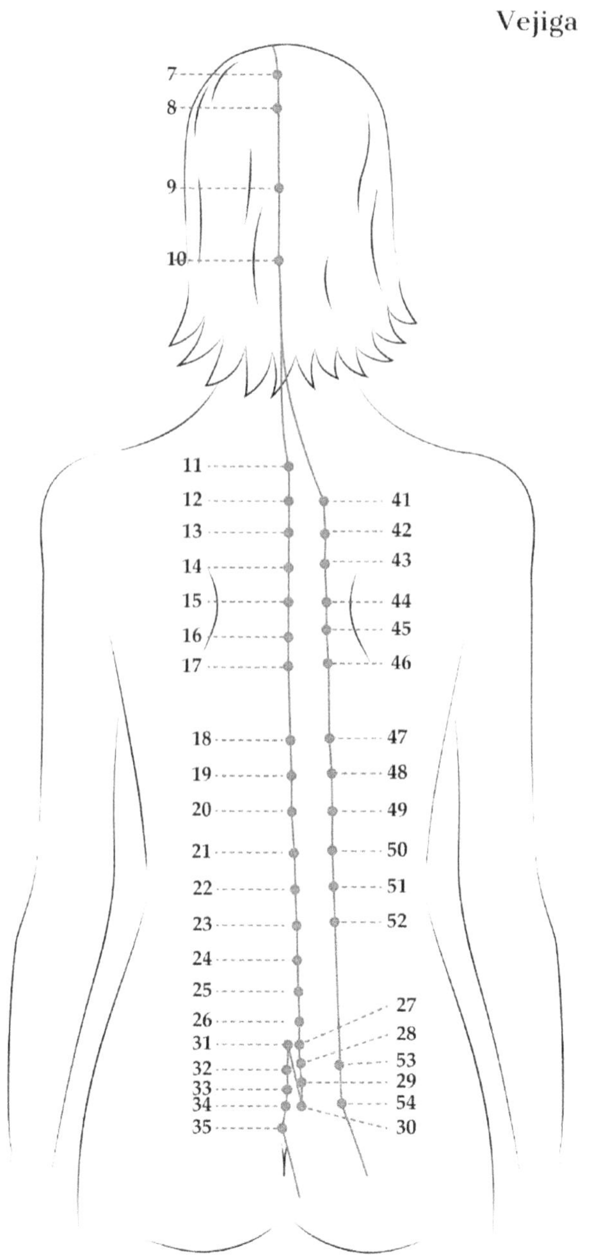
Vejiga
7
8
9
10
11
12
13
14
15
16
17
18
19
20
21
22
23
24
25
26
31
32
33
34
35
41
42
43
44
45
46
47
48
49
50
51
52
27
28
53
29
54
30

Vejiga 44

Ubicado 3 cun lateral a Du 11, al nivel del borde inferior de la apófisis espinosa de la quinta vértebra torácica, en el borde de la columna de la escápula (omoplato).

Funciones y uso común

Regula el corazón y mejora la circulación en el pecho. Puede usarse para tratar la tos o la dificultad para respirar. En muchos casos, los puntos en el meridiano Pulmón serán más comúnmente usados que los puntos en la espalda.

Vejiga 45

Ubicado 3 cun lateral a Du 10, al nivel del borde inferior de la apófisis espinosa de la sexta vértebra torácica.

Funciones y uso común

Regula los pulmones para tratar la tos y la dificultad para respirar. Trata el dolor de hombros, escápula y espalda.

Vejiga 46

Ubicado 3 cun lateral a Du 9, al nivel del borde inferior de la apófisis espinosa de la séptima vértebra torácica, en el borde inferior de la escápula (omoplato).

Funciones y uso común

Regula el diafragma, lo cual puede ser usado para tratar los eructos, hipo y vómitos.

Vejiga 47

Ubicado 3 cun lateral a Du 8, al nivel del borde inferior de la apófisis espinosa de la novena vértebra torácica.

Funciones y uso común

Regula el Hígado. Puede usarse para problemas estomacales y dificultad para tragar.

Vejiga 48

Ubicado 3 cun lateral a Du 7, al nivel del borde inferior de la apófisis espinosa de la décima vértebra torácica.

Funciones y uso común

Regula la Vesícula Biliar. Puede usarse para tratar el dolor abdominal y la ictericia.

Vejiga 49

Ubicado 3 cun lateral a Du 6, al nivel del borde inferior de la apófisis espinosa de la undécima vértebra torácica.

Funciones y uso común

Regula la digestión. Puede usarse para tratar los eructos y las dificultades de digestión.

Vejiga 50

Ubicado 3 cun lateral a la línea del medio, al nivel del borde inferior de la apófisis espinosa de la decimosegunda vértebra torácica.

Funciones y uso común

Regula la digestión.

Vejiga 51

Ubicado 3 cun lateral a Du 5, al nivel del borde inferior de la apófisis espinosa de la primera vértebra lumbar. Por favor, consulta la imagen anterior.

Funciones y uso común

Regula la digestión.

Vejiga 52

Ubicado 3 cun lateral a Du 4, al nivel del borde inferior de la apófisis espinosa de la segunda vértebra lumbar.

Funciones y uso común

Fortalece los Riñones.

Vejiga 53

Ubicado 3 cun lateral a la línea del medio, al nivel del segundo agujero sacro posterior.

Funciones y uso común

Vejiga 53 fortalece la espalda baja, alivia el dolor de espalda y regula la micción. Pudiera usarse para tratar dificultades de micción, así como la incapacidad de orinar.

Vejiga 54

Lateral al hiato del sacro, o coxis, 3 cun lateral a Du 2. Este punto está en la parte baja de la espalda; por favor, consulta las imágenes más grandes del meridiano Vejiga. El meridiano Vejiga se divide y una línea baja por la parte de atrás de la pierna.

Funciones y uso común

Fortalece la espalda baja para aliviar el dolor.

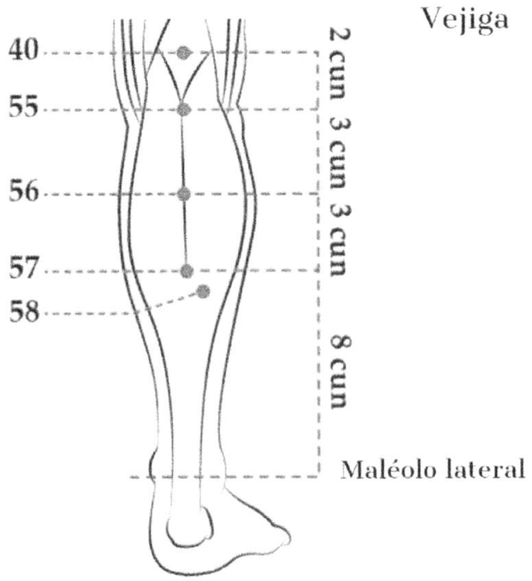

Vejiga 55

Ubicado 2 cun abajo de Vejiga 40, detrás de la rodilla.

Funciones y uso común

Trata el dolor de la espalda baja.

Vejiga 56

Ubicado a medio camino entre Vejiga 55 y 57, en el centro del músculo gastrocnemio.

Funciones y uso común

Vejiga 56 trata el dolor en el meridiano Vejiga, para aliviar el dolor de espalda. También trata el dolor de pie y talón.

Vejiga 57

Ubicado directamente abajo del centro del músculo gastrocnemio, en la línea que une a Vejiga 40 y el tendón calcáneo, que es el tendón del talón, unos 8 cun debajo de Vejiga 40.

Funciones y uso común

Vejiga 57 trata el dolor de la espalda baja, dolor de talón y dolor de pantorrillas. También trata las hemorroides.

Vejiga 58

Ubicado 7 cun directamente arriba de Vejiga 60, en el borde posterior del hueso peroné, 1 cun debajo de y lateral a Vejiga 57.

Funciones y uso común

Trata el dolor de tobillos y las hemorroides.

Vejiga 59

Ubicado 3 cun directamente arriba de Vejiga 60.

Funciones y uso común

Trata el dolor de la espalda baja, dolor de tobillo y dolor de pierna. Trata el dolor de la espalda que involucre la incapacidad de volver a pararse después de sentarse.

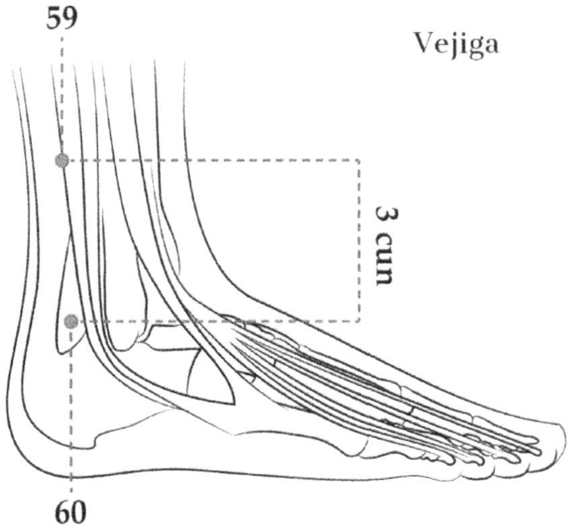

Vejiga 60

En la depresión entre el maléolo lateral y el tendón calcáneo. Traducción: ubicado entre el hueso del tobillo en la cara externa del tobillo, y el tendón en la parte de atrás del talón.

Funciones y uso común

- Dolor de tobillo
- Convulsiones en la niñez
- Dolor de cabeza en la parte de atrás de la cabeza, dolores de cabeza occipitales
- Dolor de talón
- Inducción del parto; no debe usarse durante el embarazo
- Dolor de la espalda baja
- Parálisis de la parte baja de la pierna
- Dolor de cuello
- Dolor en la planta del pie
- Regula el meridiano Vejiga para aliviar el dolor en el meridiano
- Relaja los tendones
- Dolor del sacro

- Ciática
- Convulsiones
- Dolor de espalda grave y repentino que dificulta el caminar
- Vértigo

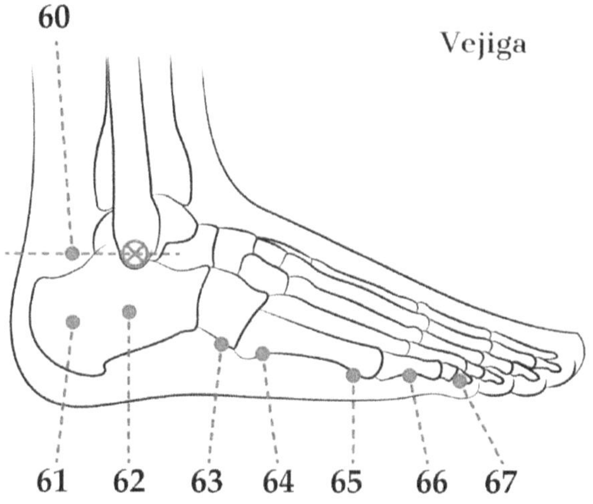

Vejiga 61

Ubicado directamente abajo de Vejiga 60, en la depresión del hueso del talón, en la unión de la piel roja y blanca.

Funciones y uso común

Trata el dolor de la espalda baja, atrofia del pie, dolor de talón y pie caído.

Vejiga 62

En la depresión directamente abajo del maléolo lateral.

Funciones y uso común

Calma la mente, trata el dolor de espalda baja y relaja los tendones para aliviar el dolor. Trata la hemiplejia, cuello rígido y dolor de tobillo.

Vejiga 63
Anterior e inferior a Vejiga 62, en la depresión lateral al hueso cuboides.

Funciones y uso común
Trata el dolor de espalda agudo. Trata convulsiones en la niñez.

Vejiga 64
Bajo la tuberosidad del quinto hueso metatarso, en la unión de la piel roja y blanca.

Funciones y uso común
Calma la mente, trata la rigidez y dolor de cuello, y el dolor de la espalda baja.

Vejiga 65
Posterior a la cabeza del quinto hueso metatarso, en la unión de la piel roja y blanca.

Funciones y uso común
Trata el dolor de la espalda baja, dolores de cabeza, cuello rígido y visión borrosa.

Vejiga 66
En la depresión anterior a la articulación metatarsofalángica. Traducción: ubicado donde los huesos de los dedos del pie se conectan con los huesos del pie.

Funciones y uso común
Calma la mente, trata la rigidez y dolor de cuello.

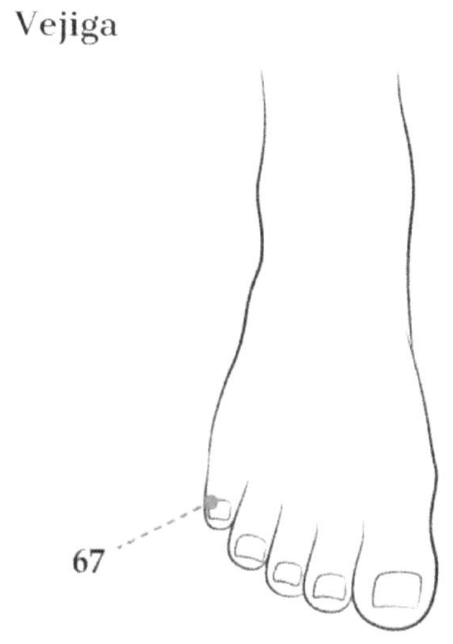

Vejiga 67

En el lateral del dedo pequeño del pie, aproximadamente .1 cun de la esquina de la uña.

Funciones y uso común

Voltea el feto y acelera el parto. Este punto es muy famoso por voltear bebés que están en presentación pelviana. Se trata generalmente con moxibustión. La moxibustión se hace quemando la hierba artemisa, o *Artemisia vulgaris*, sobre la piel. Vejiga 67 está indicado para tratar dolores de cabeza y congestión nasal, pero es muy popular para voltear bebés en presentación pelviana.

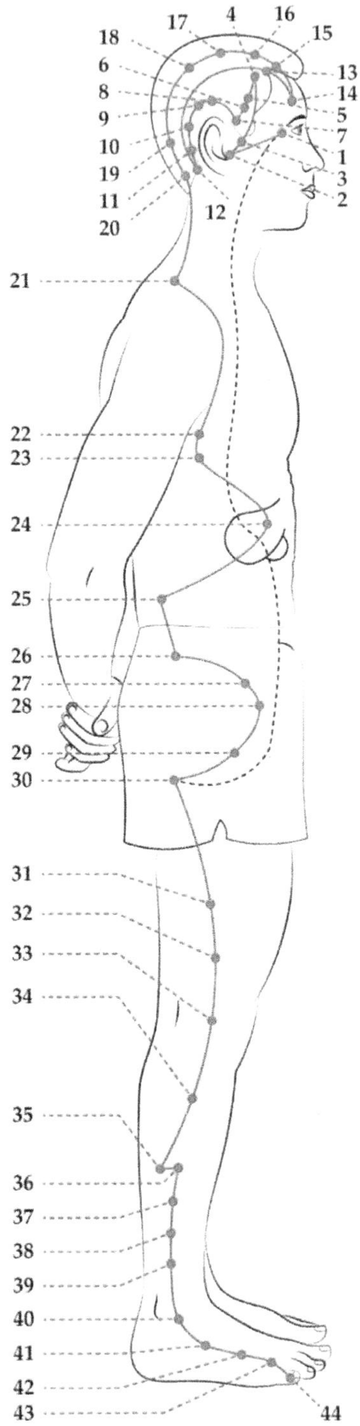

Meridiano Vesícula Biliar

Como puedes ver en la imagen anterior del meridiano Vesícula Biliar, este meridiano se enrolla alrededor del lado de la cabeza tres veces. Muchos de los puntos en el lado de la cabeza no son comúnmente usados. Es difícil describir la ubicación de estos puntos sin usar términos anatómicos. Como he venido haciendo, resaltaré y presentaré en listas puntuadas los puntos comúnmente usados.

Los dolores de cabeza tipo migraña afectan, a menudo, al meridiano Vesícula Biliar. No es común usar los puntos en la cabeza para migrañas. Los puntos en los meridianos Hígado y Vesícula Biliar ubicados en los pies son los que se usan más para aliviar las migrañas.

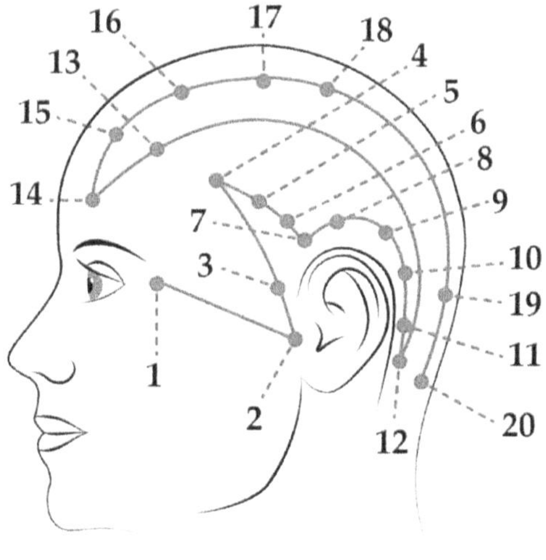

Vesícula Biliar

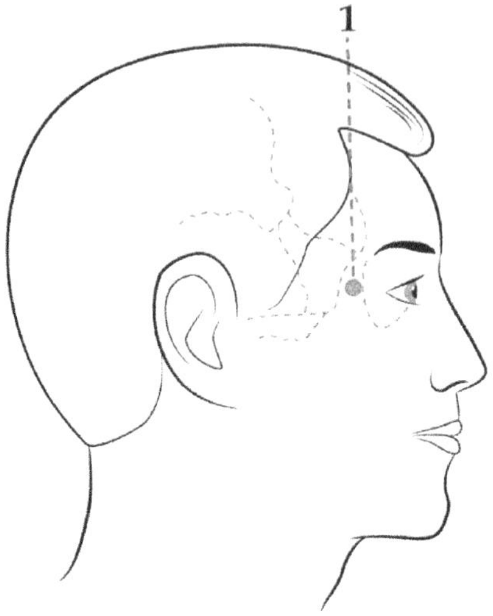

Vesícula Biliar

Vesícula Biliar 1

Ubicado .5 cun lateral hacia el canto exterior del ojo, sobre el hueso. En el hueco del hueso orbital.

Funciones y uso común

- Ilumina los ojos
- Cataratas
- Daltonismo
- Dolor ocular
- Hipermetropía
- Glaucoma
- Ojo seco por Lasik
- Ceguera nocturna
- Atrofia del nervio óptico
- Hemorragia de la retina

Notas clínicas

Este punto es muy efectivo para tratar ojos secos causados por la cirugía ocular Lasik. Está indicado para tratar "obstrucción visual superficial", lo que se correlaciona con algo que afecta a la córnea. Cuando se hace esta cirugía, se corta la córnea. Esto cercena los nervios del ojo, lo que significa que ya no funcionan normalmente. Este punto estimula el funcionamiento normal de los nervios en los ojos. Esto ayuda a restaurar una función ocular saludable.

He visto que, normalmente, el ojo comenzará a humedecerse al cabo de unos minutos de tratamiento de este punto. Este es un alivio maravilloso para las personas con ojos secos debido a cualquier causa. Si la cirugía se hizo hace tiempo, usualmente tomará un poco más el ver resultados, y otros puntos se combinarán con Vesícula Biliar 1 para mejores resultados.

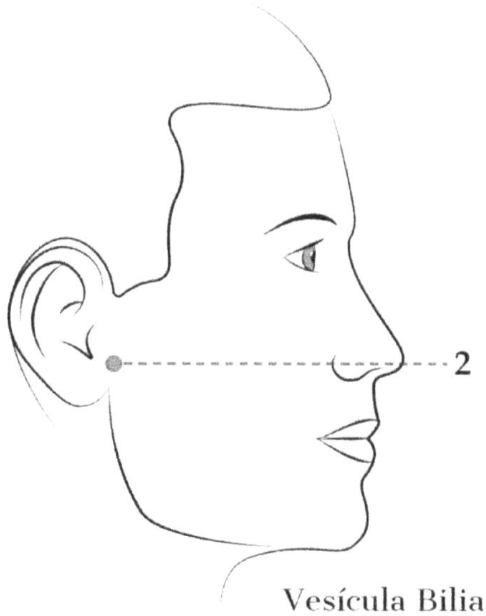

Vesícula Biliar

Vesícula Biliar 2

Anterior a la muesca intertrágica, en el borde posterior al proceso condilar de la mandíbula. Ubícalo con la boca abierta. Traducción: ubicado frente a la oreja. Por favor, ve la imagen de este punto.

Funciones y uso común

Abre las orejas para tratar sordera, tinnitus, infecciones y secreciones de oído, así como dolor en el oído. Trata la pérdida de la audición, dolor de mandíbula y dolor de la ATM.

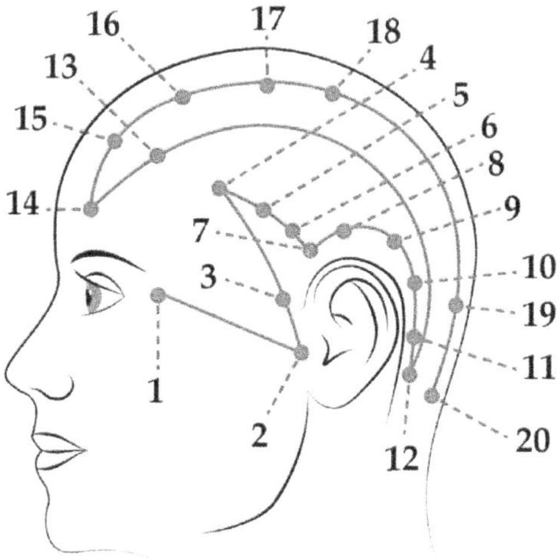

Vesícula Biliar

Vesícula Biliar 3

Frente a la oreja, en el borde superior del pómulo, en la depresión sobre E 7.

Funciones y uso común

Trata problemas del oído como sordera y tinnitus. Trata el dolor de la mandíbula y de dientes.

Vesícula Biliar 4

Ubicado dentro de la línea del cabello, a un cuarto de la distancia entre E 8 y VB 7.

Funciones y uso común

Trata el dolor de oído, dolor de dientes y tinnitus.

Vesícula Biliar 5

Ubicado dentro de la línea del cabello, a medio camino entre E 8 y VB 7.

Funciones y uso común

Trata el dolor de oído y dientes.

Vesícula Biliar 6

Tres cuartos del camino entre E 8 y VB 7.

Funciones y uso común

Trata el dolor en el canto externo del ojo.

Vesícula Biliar 7

Dentro de la línea del cabello, un cun anterior a SJ 20, cerca de la oreja.

Funciones y uso común

Trata la hinchazón de las mejillas y la mandíbula.

Vesícula Biliar 8

En la pequeña depresión 1 cun arriba del ápice de la oreja.

Funciones y uso común

Trata dolores de cabeza en los lados de la cabeza.

Vesícula Biliar 9

En la depresión .5 cun detrás de VB 8, arriba de la oreja.

Funciones y uso común

Trata dolores de cabeza.

Vesícula Biliar 10

Detrás y arriba de la apófisis mastoides, a medio camino del arco entre VB 9 y VB 11.

Funciones y uso común

Trata dolores de cabeza.

Vesícula Biliar 11
Detrás y arriba de la apófisis mastoides, en la línea que conecta a VB 10 y VB 12.

Funciones y uso común
Trata dolores de cabeza, tinnitus, sordera y dolor de oído.

Vesícula Biliar 12
En la depresión detrás y abajo de la apófisis mastoides.

Funciones y uso común
Calma la mente, trata el dolor de cabeza.

Vesícula Biliar 13
Ubicado .5 cun dentro de la línea del cabello, a 3 cun de Du 24.

Funciones y uso común
Trata dolores de cabeza, vértigo y epilepsia.

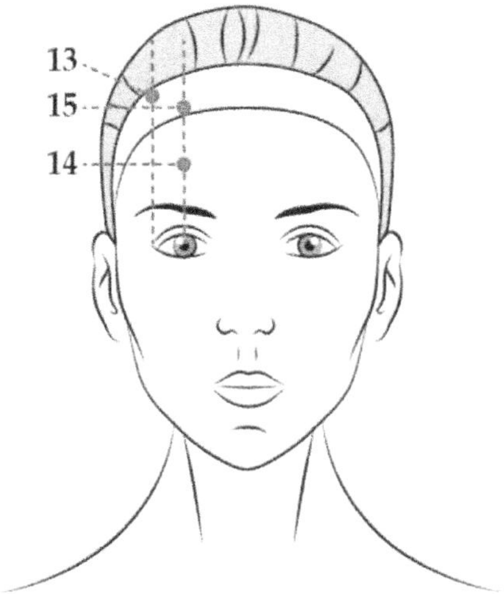

Vesícula Biliar

Vesícula Biliar 14

Ubicado en la frente, 1 cun arriba del punto medio de la ceja.

Funciones y uso común

- Aclara la visión
- Dolor ocular
- Caída del párpado
- Contracción del párpado
- Ceguera nocturna

Vesícula Biliar 14 trata los ojos y aclara la visión. Este punto es popular en tratamientos de acupuntura cosmética. Levanta los párpados y mejora la circulación en los ojos.

Vesícula Biliar 15

Directamente arriba de VB 14, .5 cun de la línea del cabello.

Funciones y uso común

Trata la nariz y los ojos. Puede usarse para tratar la congestión nasal.

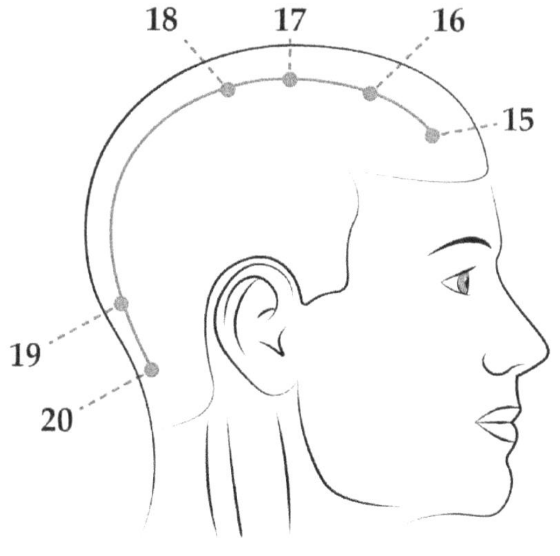

Vesícula Biliar

Vesícula Biliar 16

Ubicado 1.5 cun detrás de VB 15, en la línea que conecta a VB 15 y VB 20.

Funciones y uso común

Se usa para todo tipo de enfermedades oculares. Se puede usar para tratar el dolor de ojo y la miopía.

Vesícula Biliar 17

Ubicado 1.5 cun detrás de VB 16.

Funciones y uso común

Trata dolores de cabeza.

Vesícula Biliar 18

Ubicado 1.5 cun detrás de VB 17.

Funciones y uso común

Trata dolores de cabeza y congestión nasal.

Vesícula Biliar 19

Ubicado arriba de VB 20, al mismo nivel de Du 17.

Funciones y uso común

Trata dolores de cabeza, rigidez del cuello y dolor de ojos.

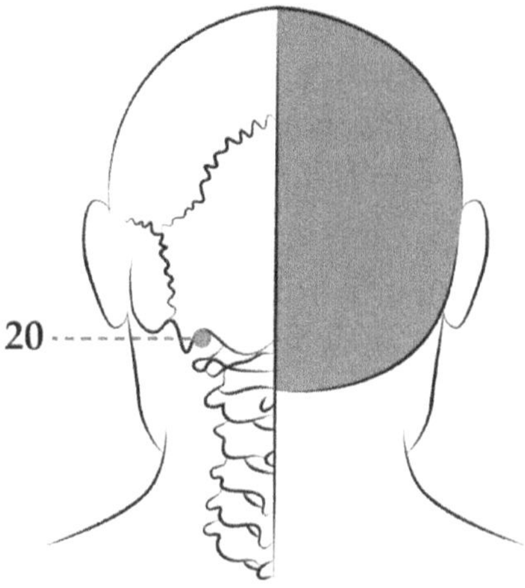

Vesícula Biliar

Vesícula Biliar 20
En la cavidad entre los músculos esternocleidomastoideo y trapecio.

Funciones y uso común

- Visión borrosa
- Resfriado y gripe
- Mareos
- Dolor en el meridiano Vesícula Biliar
- Dolores de cabeza
- Mejora la circulación de los ojos
- Pérdida del habla después de un derrame
- Migrañas
- Dolor y rigidez del cuello
- Abre oídos tapados
- Dolor de hombros

Notas clínicas

Vesícula Biliar 20 es un punto muy potente para restaurar la circulación normal de la cabeza y el cuello. Puede usarse en combinación con otros puntos para tratar los dolores de cabeza tipo migraña. La mayoría de las migrañas son causadas por músculos tensos o bloqueos en un meridiano. El meridiano Vesícula Biliar se ve bastante afectado por estas. También se puede tratar las migrañas usando otros puntos del lado opuesto del meridiano Vesícula Biliar, así como restableciendo la circulación normal hacia cualquier área que tenga un bloqueo.

El estrés causa tensión en los músculos, lo que reduce el flujo sanguíneo normal al cerebro. Cuando hay una falta de flujo sanguíneo saludable, hay dolor. También trata los mareos, que pueden ser causados por músculos tensos que comprimen nervios que afectan la función del oído.

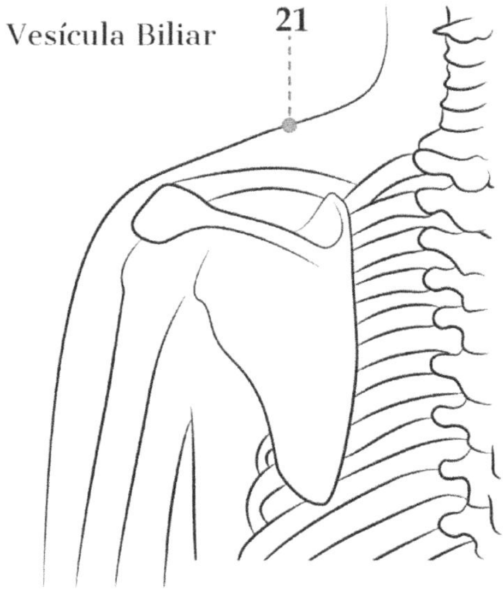

Vesícula Biliar 21

Ubicado a medio camino entre la columna y la punta del hueso acromion.

Funciones y uso común

- Alivia el dolor en el cuello y los hombros
- Trata el dolor en los senos, y los abscesos en los senos
- Lactancia insuficiente
- No debe usarse durante el embarazo, porque pudiera inducir el parto

Este punto es, a menudo, combinado con VB 20 para tratar el dolor del cuello, porque libera los músculos tensos que causan el dolor de cuello y hombros.

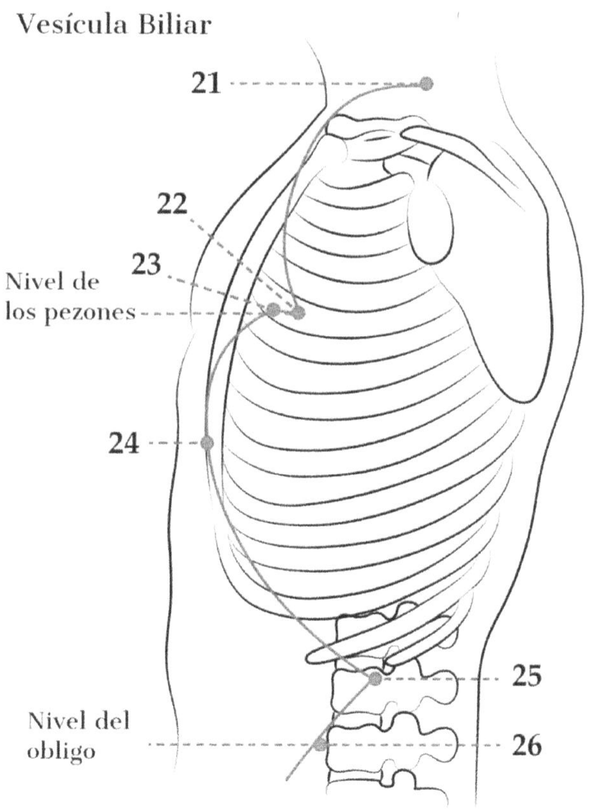

Vesícula Biliar 22
Ubicado 3 cun debajo de la axila.

Funciones y uso común
Trata la axila y abre el pecho. No se usa mucho.

Vesícula Biliar 23
Ubicado 1 cun frente a VB 22, al nivel del pezón.

Funciones y uso común

Trata la presión en el pecho.

Vesícula Biliar 24

Ubicado debajo del pezón, en el séptimo espacio intercostal.

Funciones y uso común

Trata el dolor en las costillas, la mastitis y el hipo. Regula el hígado, la vesícula biliar y el estómago.

Vesícula Biliar 25

En el borde inferior del extremo libre de la 12° costilla.

Funciones y uso común

Fortalece los riñones y trata la espalda baja.

Vesícula Biliar 26

Debajo del extremo libre de la 11° costilla.

Funciones y uso común

Regula la menstruación, trata las hernias y el dolor abdominal.

Vesícula Biliar 27

Ubicado 3 cun debajo del nivel del obligo.

Funciones y uso común

Trata el prolapso uterino y el dolor abdominal.

Vesícula Biliar 28

Ubicado .5 cun al frente y debajo de VB 27.

Funciones y uso común

Trata el prolapso uterino y el dolor abdominal.

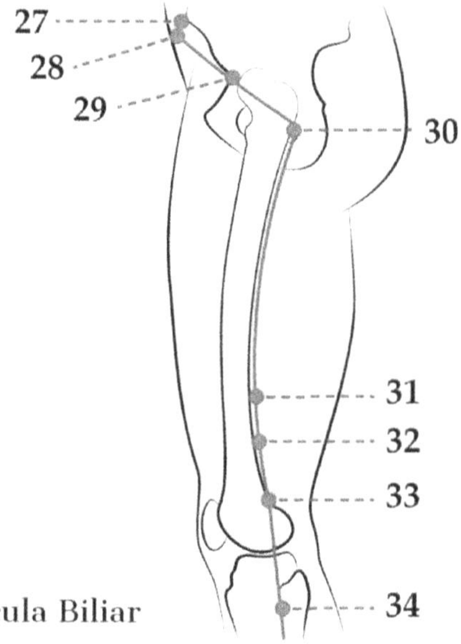

Vesícula Biliar

Vesícula Biliar 29

Al lado de la articulación de cadera, a medio camino entre la espina ilíaca anterior superior y la prominencia del trocánter mayor. Traducción: ubicado en la cadera, a medio camino entre el hueso frontal de la cadera y el hueso del muslo (fémur).

Funciones y uso común

Trata el dolor de cadera.

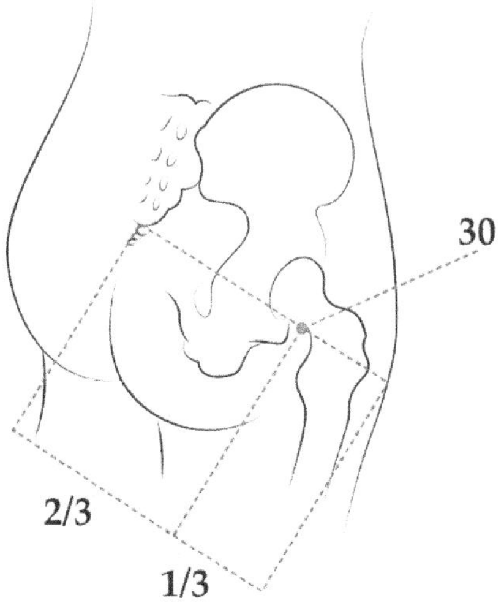

Vesícula Biliar

Vesícula Biliar 30

En la parte posterior de la articulación de la cadera, a un tercio del camino desde el trocánter mayor, que es la cabeza del fémur, y la parte superior del sacro.

Funciones y uso común

- Dolor de nalgas
- Hemiplejia
- Dolor de cadera
- Atrofia de pierna
- Dolor de la espalda baja
- Ciática

Notas clínicas

Vesícula Biliar 30 es muy efectivo para tratar el dolor de cadera y ciática. Este meridiano baja a lo largo del lado de la pierna, hasta el pie. La ciática a menudo sigue este camino. Algunas veces se detiene en la rodilla, pero si no se trata, el dolor puede extenderse hasta el pie. También se deben considerar los problemas de la espalda baja como un factor potencial en el dolor de cadera. Las hernias discales o músculos tensos pueden afectar fácilmente a la cadera.

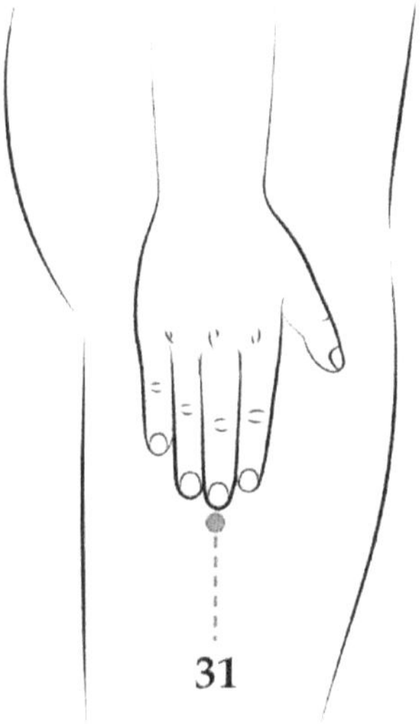

Vesícula Biliar

Vesícula Biliar 31
En el lateral del muslo, 7 cun arriba del pliegue de la corva (rodilla). Ubica el área donde la punta del dedo del medio toca el muslo.

Funciones y uso común
Alivia la picazón, urticaria, hemiplejia, dolor de rodilla y muslo y debilidad.

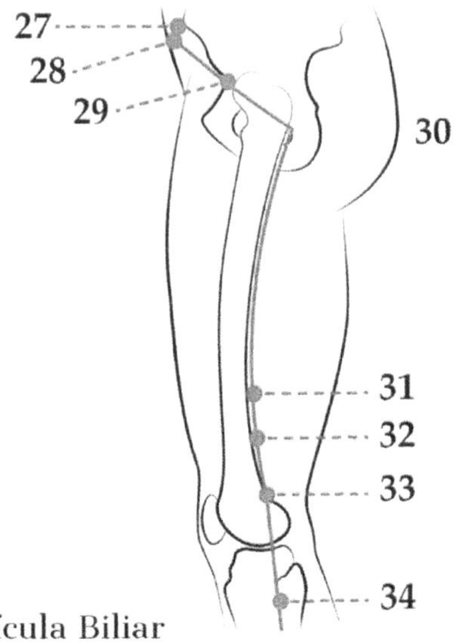

Vesícula Biliar

Vesícula Biliar 32

En el lateral del muslo, 5 cun arriba del pliegue de la corva (rodilla).

Funciones y uso común

Trata el dolor en el meridiano Vesícula Biliar, hemiplejia, urticaria y ciática.

Vesícula Biliar 33

Ubicado 3 cun arriba de VB 34.

Funciones y uso común

Trata el dolor de la rodilla, relaja los tendones de la pierna y trata los espasmos en el músculo gastrocnemio. El músculo gastrocnemio está atrás de la parte baja de la pierna.

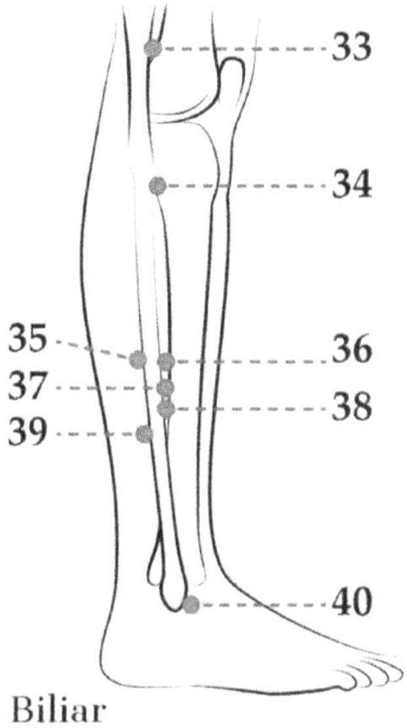

Vesícula Biliar

Vesícula Biliar 34

En la depresión frente a y debajo de la cabeza del hueso peroné.

Funciones y uso común

- Atrofia del músculo de la pantorrilla
- Contracción de los tendones del pie
- Hemiplejia
- Hipertensión asociada con desequilibrios del Hígado
- Dolor de rodilla
- Regula el hígado y la vesícula biliar
- Relaja los tendones para aliviar los espasmos musculares
- Dolor de costilla
- Ciática

Notas clínicas

Este punto se usa para tratar cualquier problema con tendones. También para tratar el estrés, porque trata el Hígado, el cual está asociado con el estrés en la medicina china.

Vesícula Biliar 35

Ubicado 7 cun arriba de la punta del maléolo lateral (hueso del tobillo en la cara externa de la pierna).

Funciones y uso común

Trata el dolor en el meridiano Vesícula Biliar, relaja los tendones, trata el dolor de rodillas y trata problemas en el músculo gastrocnemio. Los músculos gastrocnemios están en la parte de atrás de las pantorrillas.

Vesícula Biliar 36

Ubicado 7 cun arriba de la punta del maléolo lateral, en el borde anterior del hueso peroné (el hueso peroné es el pequeño hueso detrás del hueso de la tibia, el cual es el hueso de tu pantorrilla).

Funciones y uso común

Trata la atrofia y dolor de pantorrilla y dolor de cuello, y relaja los tendones.

Vesícula Biliar 37

Ubicado 5 cun arriba de la punta del maléolo lateral, en el borde anterior del hueso peroné.

Funciones y uso común

- Visión borrosa
- Cataratas
- Aclara la visión
- Picazón en los ojos
- Dolor en los ojos
- Dolor de rodilla
- Atrofia de la parte baja de la pierna
- Dolor de la parte baja de la pierna
- Ceguera nocturna
- Atrofia del nervio óptico
- Regula el Hígado

Vesícula Biliar 37 es el punto más importante para tratar los problemas oculares, que no está ubicado directamente en los ojos. Llamamos a este tipo de punto un punto un punto "distal".

Vesícula Biliar 38

Ubicado 4 cun arriba y ligeramente al frente del maléolo lateral, en el borde anterior del hueso peroné.

Funciones y uso común

Regula la Vesícula Biliar, trata los tendones y los huesos y alivia el dolor en el meridiano Vesícula Biliar. Trata los tendones y los huesos de cualquier parte del cuerpo. Puede usarse para tratar migrañas.

Vesícula Biliar 39

Ubicado 3 cun arriba de la punta del maléolo lateral, detrás del hueso peroné.

Funciones y uso común

- Esguince de tobillo
- Debilidad en los pies
- Debilidad en las piernas
- Dolor y rigidez del cuello
- Regula la Vesícula Biliar

Vesícula Biliar 40

Ubicado al frente y debajo del maléolo lateral (hueso del tobillo en la cara externa de la pierna).

Funciones y uso común

- Pie caído
- Inflamación de la Vesícula Biliar
- Dolor de pierna
- Dolor de la espalda baja
- Dolor de cuello
- Regula el Hígado y la Vesícula Biliar

- Dolor de costilla
- Dolor de muñeca

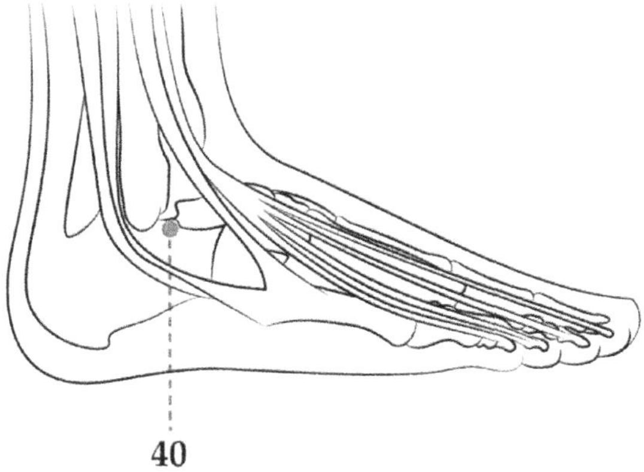

Vesícula Biliar

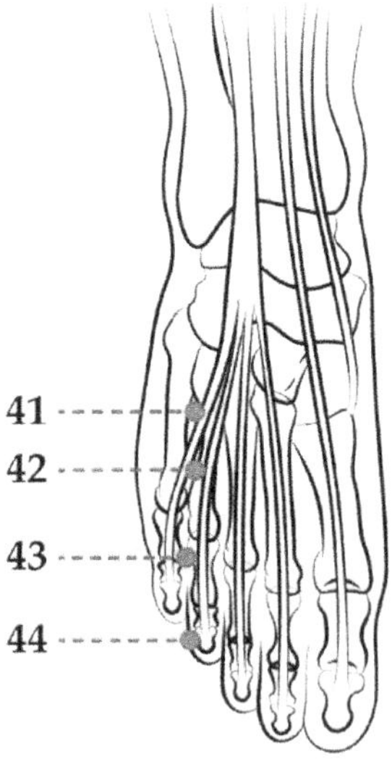

Vesícula Biliar

Vesícula Biliar 41

Ubicado en la depresión entre los huesos metatarsianos cuarto y quinto, en la cara lateral del tendón extensor. Traducción: entre los huesos cuarto y quinto del pie.

Funciones y uso común

- Dolor de pie
- Dolores de cabeza
- Dolores de cabeza tipo migraña
- Dolor en el occipucio (base del cráneo)
- Regula el Hígado
- Dolor espástico en el pie o dedos del pie
- Dolor en los dedos del pie

Este punto puede usarse para tratar muchos tipos de dolores de cabeza, y una fuente lo indica también para facilitar la lactancia.

Vesícula Biliar 42

Entre los huesos metatarsianos cuarto y quinto, en el lado medial del tendón extensor.

Funciones y uso común

Trata el dolor de pies, dolor de costilla y dolores de cabeza.

Vesícula Biliar 43

Entre los dedos cuarto y quinto del pie, en el margen del pliegue entre esos dedos.

Funciones y uso común

Trata dolores de cabeza, dolor de pie y vértigo; regula la Vesícula Biliar y beneficia los oídos y ojos.

Vesícula Biliar 44

En el lado lateral del cuarto dedo del pie, .1 cun detrás de la esquina de la uña.

Funciones y uso común

Regula la Vesícula Biliar, trata las migrañas y el vértigo.

Puntos Extraordinarios

An Mian	Sueño Placentero
Ba Feng	Ocho Vientos
Ba Xie	Ocho Patógenos
Bi Tong	Nariz Despejada
Dan Nang Xue	Punto de la Vesícula Biliar
Ding Chuan	Calma la Respiración Difícil
Er Bai	Dos Blancos
He Ding	Cima de la Grulla
Hua Tuo Jia Ji	Puntos Paravertebrales de Hua Tuo
Jia Bi	Mejilla y Nariz
Jia Cheng Jiang	Adyacente al Contenedor de Fluidos
Jian Qian	Frente del Hombro
Lan Wei Xue	Punto del Apéndice
Luo Zhen	Cuello Rígido
Shi Xuan	Diez Difusiones
Si Shen Cong	Cuatro Espíritus Luminosos
Tai Yang	Yang Supremo
Ti Tuo	Levanta y Sostiene
Xi Yan	Ojos de la Rodilla
Yao Tong Xue	Puntos del Dolor Lumbar
Yao Yan	Ojos del Lumbar
Yin Tang	Sala de la Impresión
Yu Yao	Espina del Pez
Zi Gong	Punto del Útero, también llamado el Palacio del Niño

Estos puntos están señalados en chino primero porque no tienen números que sean comúnmente usados. En la mayoría de los casos, las traducciones en español se colocan de primeras en la imagen, pero la mayoría de los acupunturistas se refieren a estos puntos por sus nombres chinos. Estos puntos son llamados "puntos extraordinarios" porque, en la mayoría de los casos, no están ubicados en un meridiano.

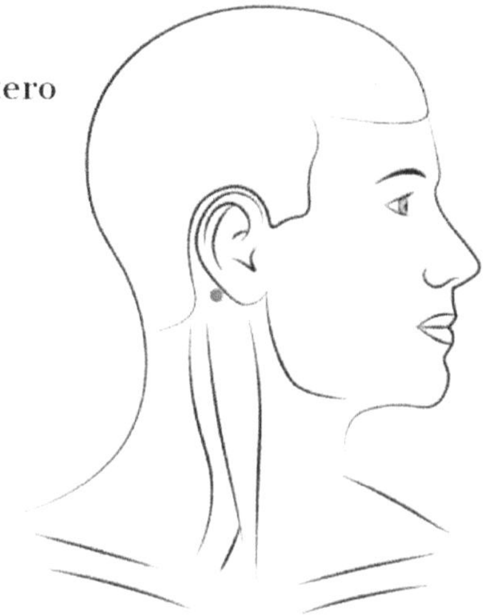

An Mian – Sueño Placentero
En el punto medio entre VB 20 y TC 17.

Funciones y uso común
Calma el espíritu. Se usa para tratar el insomnio.

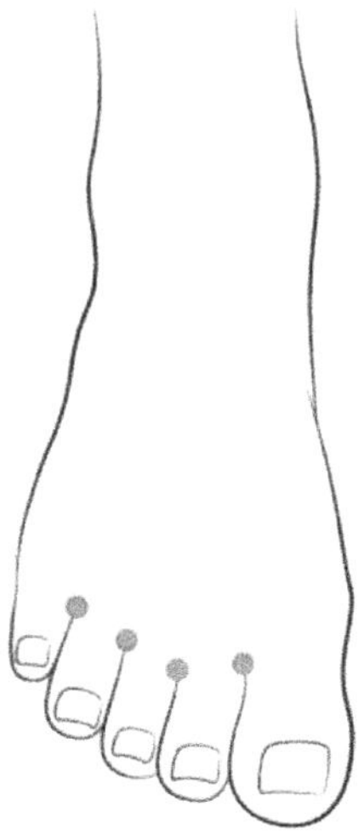

Ba Feng – Ocho Vientos

En la parte superior del pie, entre los dedos, en los pliegues. Hay ocho puntos en total.

Funciones y uso común

Trata el dolor de pie y los dolores de cabeza. Los puntos Ba Feng son excelentes para tratar la neuropatía diabética. Funcionan restaurando la circulación normal en el pie.

Notas clínicas

Los puntos Ba Feng son efectivos para restaurar la circulación saludable en los pies. Los uso para la neuropatía diabética o cualquier otro tipo de problema de nervio en los pies. Son muy efectivos para el adormecimiento delos pies. Los pacientes no los notan al principio, hasta que los nervios se despiertan y comienzan a funcionar de nuevo; entonces, pueden ser sensibles y dolorosos. Una vez que comiencen a doler, sabes que los nervios están funcionando mejor y no necesitas tanto estos puntos.

También consideraría usar Ba Feng para tratar problemas de las piernas después de un derrame. Tratar los extremos de los pies es muy efectivo para restaurar la función normal de los nervios. Se prefiere la acupuntura, pero cualquier tipo de acupresión ayudará. También ayuda usar un masajeador en esta área, o simplemente masajear los puntos con tus dedos.

Ocho Patógenos

Ba Xie

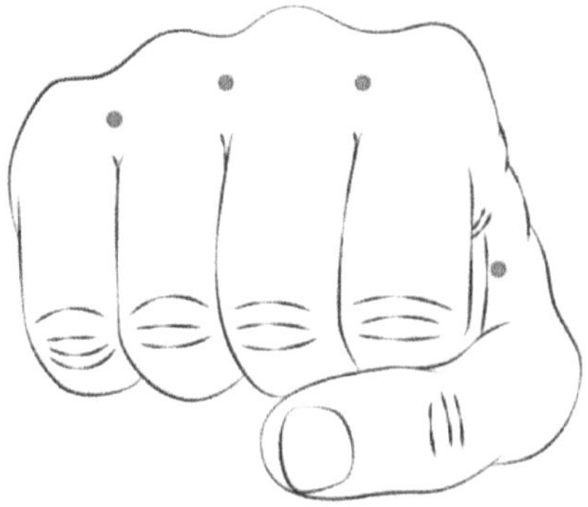

Ba Xie – Ocho Patógenos

En la parte superior de la mano, en la unión de la piel roja y blanca en los pliegues. Ocho puntos en total.

Funciones y uso común

Estos puntos tratan el adormecimiento, la rigidez y el dolor en los dedos y la mano.

Notas clínicas

Son muy efectivos para mejorar el flujo sanguíneo hacia la mano y tratar cualquier tipo de problema de la mano. También se pueden usar para tratar problemas de los nervios. Al estimular los nervios se regula su función (cuando los nervios están dañados, tienden a fallar. Los dolores punzantes y la pérdida del control de las manos pueden ser causados por nervios dañados. Cuando las manos están adormecidas, hay una falla en la circulación. Estimular estos puntos promueve la recuperación de la función). Estos puntos se corresponden con los de Ba Feng, ubicados entre los dedos de los pies. Ambos son útiles para las enfermedades de los nervios.

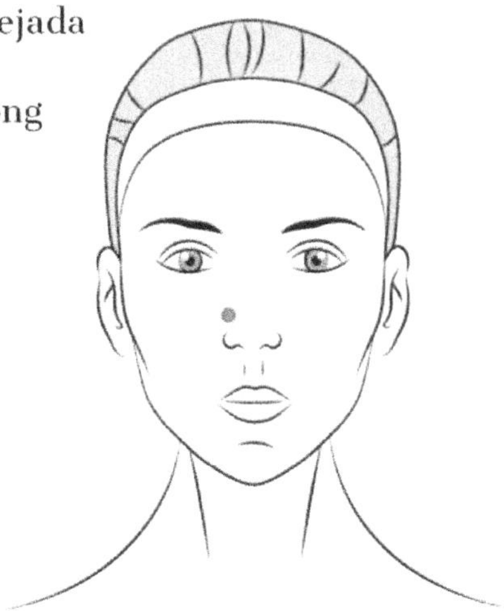

Bi Tong – Nariz Despejada

En el punto más alto del surco nasolabial.

Funciones y uso común

Beneficia la nariz. Usado para la congestión y secreciones nasales, pólipos nasales y reacciones alérgicas. Este punto estimula la circulación saludable en los senos paranasales, lo cual es útil para los dolores de cabeza causados por problemas nasales.

Dan Nang Xue – Punto de la Vesícula Biliar

El punto suave 1-2 cun debajo de VB 34, solo en la pierna derecha. Encuentra el punto más tierno. VB 34 está ubicado 1 con debajo y al frente de la cabeza del hueso del peroné, por la rodilla.

Funciones y uso común

Despeja el calor húmedo de la Vesícula Biliar, lo cual trata los cálculos biliares, desórdenes del conducto biliar y el dolor de costilla. El calor húmedo se puede traducir como inflamación.

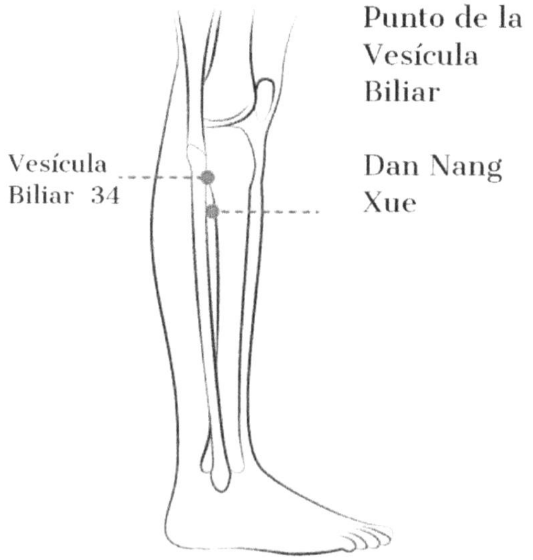

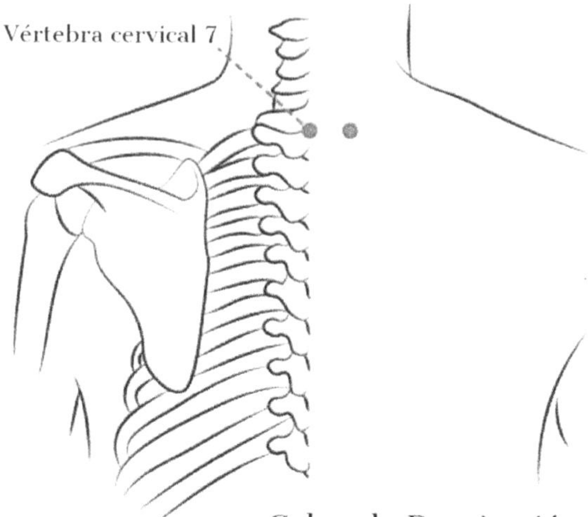

Ding Chuan – Calma la Respiración Difícil

Ubicado .5 cun lateral a Du 14, o al nivel de la vértebra cervical 7.

Funciones y uso común
Calma la dificultad para respirar, trata la sibilancia y el asma, y detiene la tos.

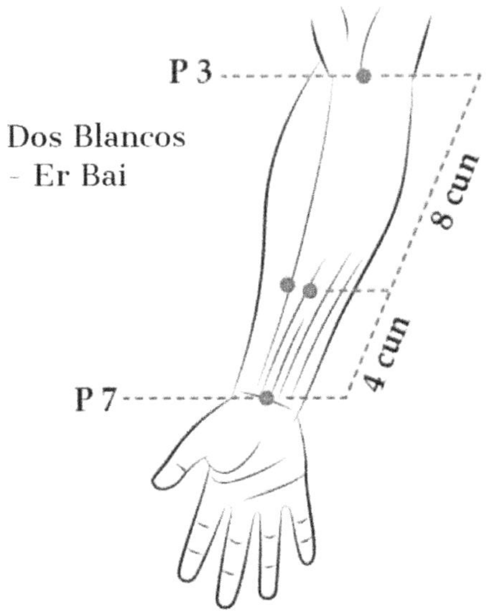

Er Bai – Dos Blancos
Ubicados a ambos lados del tendón del flexor carpi radialis, a 4 cun de la cresta de la muñeca.

Funciones y uso común
Trata hemorroides y prolapso rectal.

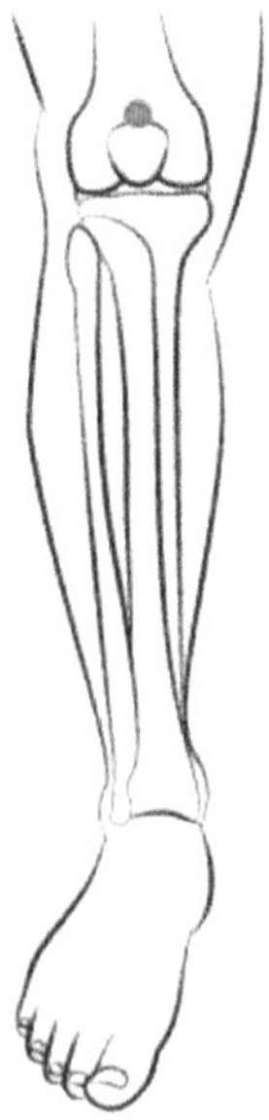

He Ding – Cima de la Grulla

En la depresión del punto medio del borde patelar superior.

Funciones y uso común

Mejora el flujo sanguíneo en la rodilla. Este punto se combina con otros, como E 36, E 35, B 9 y B 10 para tratar el dolor de rodilla.

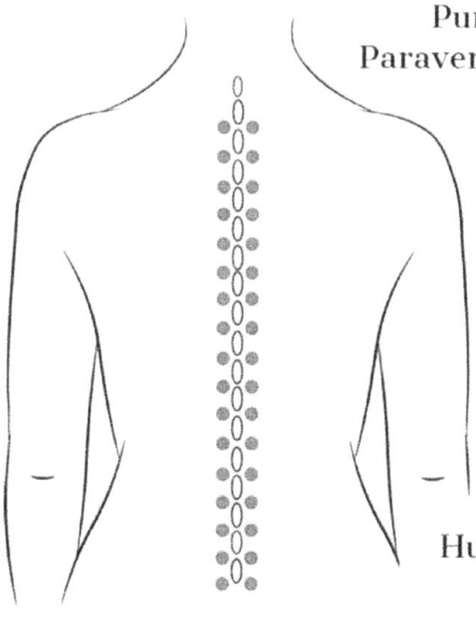

Hua Tuo Jia Ji – Puntos Paravertebrales

Un grupo de 34 puntos a ambos lados de la columna, ubicados .5 cun al borde inferior de cada apófisis espinosa. Los puntos van desde la primera vértebra torácica, hasta la quina vértebra lumbar. Estos puntos son comúnmente llamados puntos Jiaji.

Funciones y uso común

Se puede usar estos puntos para regular los nervios de la columna. Son comúnmente usados para tratar el dolor de espalda. Estimulan fuertemente la función de los nervios en la columna para aliviar el dolor y restaurar el funcionamiento saludable.

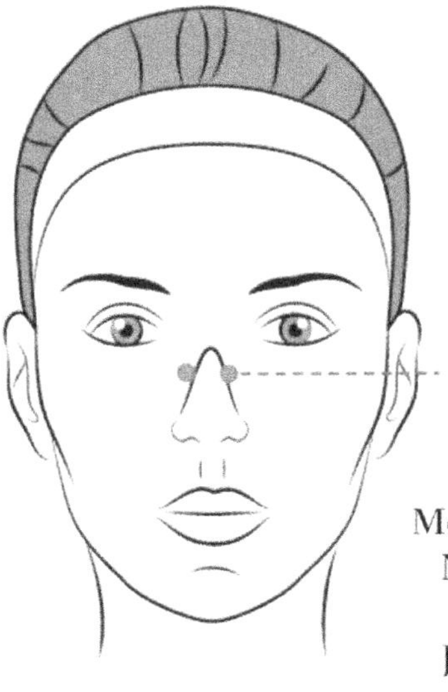

Mejilla y
Nariz

Jia Bi

Jia Bi – Mejilla y Nariz

Jia Bi está ubicado en el hueso sinusal, arriba de Bi Tong.

Funciones y uso común

Muy efectivo para abrir los senos paranasales. Este punto es un ejemplo de cuán rica es la medicina china. Existen tantos puntos que puedes aprender sobre puntos nuevos todo el tiempo. Estaba buscando en internet una imagen de Bi Tong, y encontré una imagen que tenía a Bi Tong pero también un punto llamado Jia Bi. Nunca había visto este punto en un libro de ubicación de puntos.

Presioné sobre este punto y descubrí que abría mis senos paranasales en segundos. Lo más fácil es, simplemente, presionar ambos lados de tu nariz, justo en el borde de tu hueso sinusal. Te verás como si estuvieras sosteniendo tu nariz, pero tus dedos estarán más altos.

La acupresión es muy efectiva en este punto. De hecho, preferiría la acupresión por sobre la acupuntura en este punto. Puedes presionar suavemente sobre el cartílago de la nariz en esta área. Esto se puede usar para cualquier bloqueo nasal. Los problemas de los senos paranasales a menudo causan dolor en cualquier parte de tu rostro, incluyendo dolores de cabeza. Si tienes dolor en el rostro o mandíbula, considera usar este punto para restaurar la circulación en tus senos paranasales.

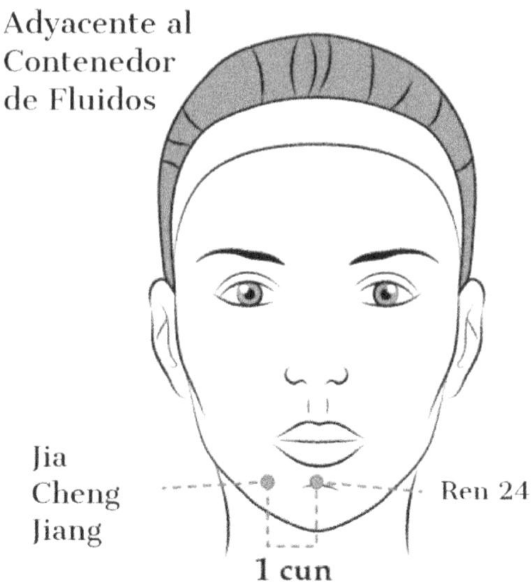

Jia Cheng Jian – Adyacente al Contenedor de Fluidos
Ubicado 1 cun lateral a Ren 24.

Funciones y uso común
Este punto se puede usar para tratar la desviación de la boca y ojo. También trata la parálisis facial y la neuralgia del trigémino.

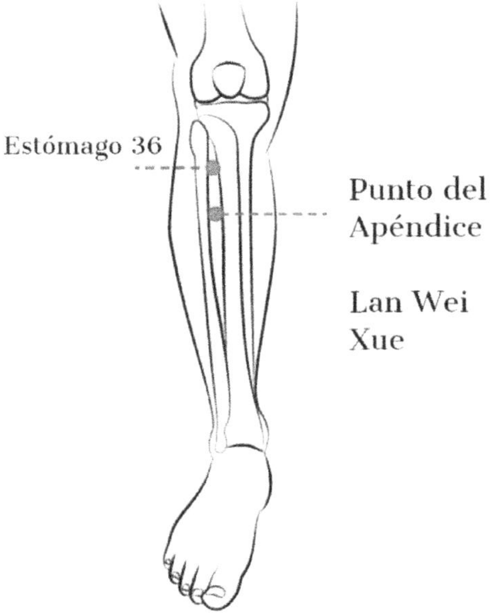

Lan Wei Xue – Punto del Apéndice
El punto suave que está unos 2 cun debajo de E 36, solo en la pierna derecha. Este punto será tierno cuando lo presionas; se debe encontrar el punto más tierno para el tratamiento.

Funciones y uso común
Despeja el veneno de fuego del intestino grueso, trata la apendicitis crónica, caída del pie y parálisis de la pierna. El veneno de fuego se puede describir como una inflamación intensa. Este punto trata específicamente la

apendicitis, así como mejora significativamente la circulación en la pierna y pie para tratar problemas en los pies y piernas.

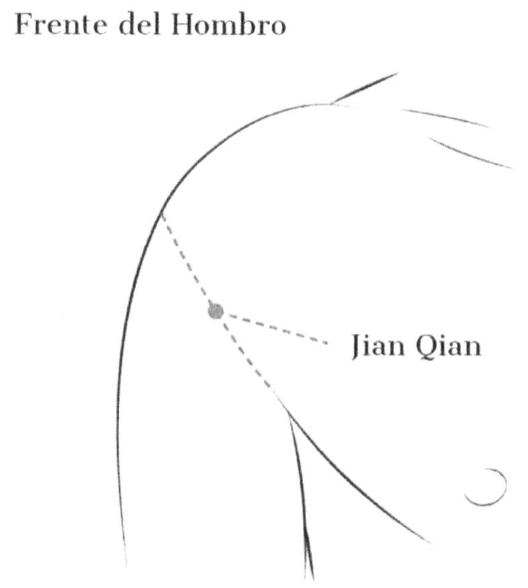

Jian Qian – Frente del Hombro

Ubicado en la parte frontal de la articulación del hombro, a medio camino entre el punto IG 15 y la cresta axilar. Esto es la axila.

Funciones y uso común

Este punto trata el dolor y la inmovilidad de la articulación del hombro.

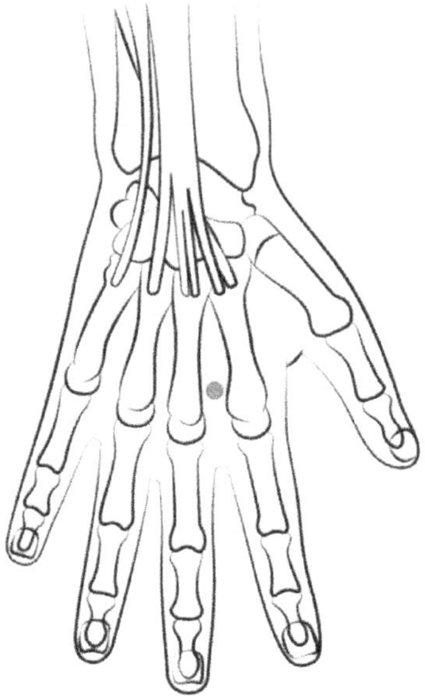

Luo Zhen – Punto del Cuello Rígido

Ubicado en la parte superior de la mano, en la depresión entre los huesos primero y segundo de la mano.

Funciones y uso común

Alivia el cuello rígido, dolor de cuello, incapacidad de voltear tu cabeza a un lado y dolor de cabeza.

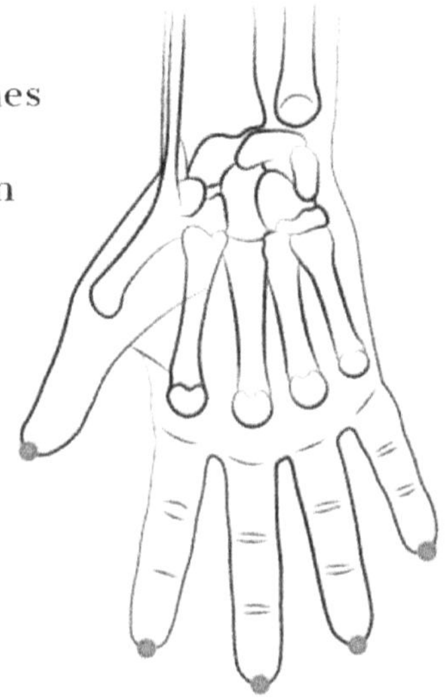

Shi Xuan – Diez Difusiones
En las puntas de los diez dedos, a aproximadamente .1 cun de las uñas.

Funciones y uso común
Revive la consciencia y drena el calor. Se usa para la pérdida de consciencia y recuperación tras un derrame.

Si Shen Cong – Cuatro Espíritus Luminosos
Un grupo de cuatro puntos en la coronilla; cada punto está ubicado a un cun de distancia de Du 20.

Funciones y uso común
Estos puntos calman el espíritu y benefician los ojos y oídos. Se pueden usar para estimular tu cerebro y mejorar la memoria, tratar el insomnio, los mareos y los problemas oculares.

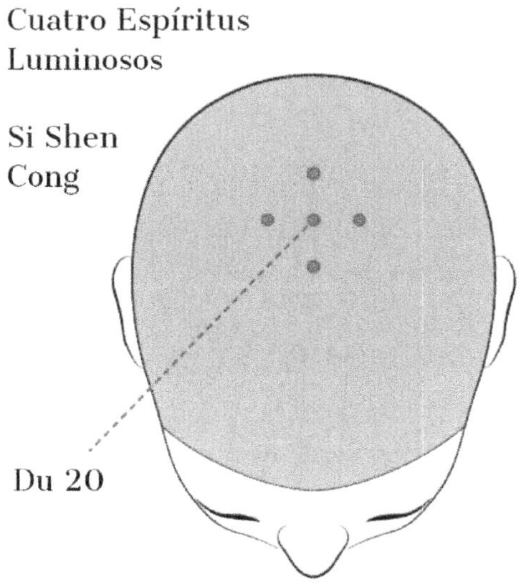
Cuatro Espíritus
Luminosos
Si Shen
Cong
Du 20

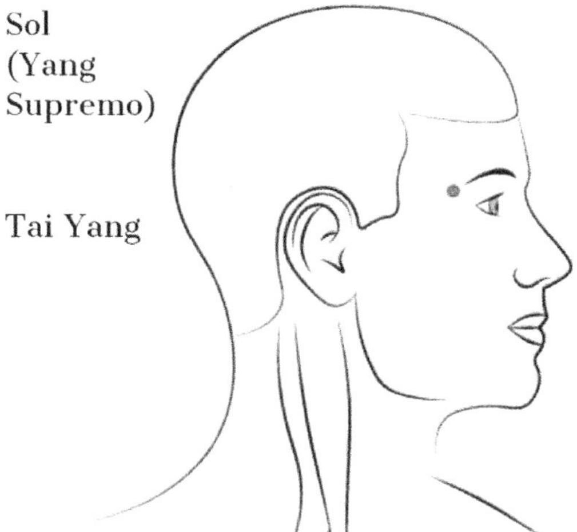
Sol
(Yang
Supremo)
Tai Yang

Tai Yang –Yang Supremo

En la depresión que está aproximadamente 1 cun posterior al punto medio entre el extreme lateral de la ceja y el canto externo.

Funciones y uso común

Reduce la hinchazón y alivia el dolor. Trata la neuralgia del trigémino, desórdenes oculares, problemas de visión, dolor de ojo y desviación de la boca y ojo.

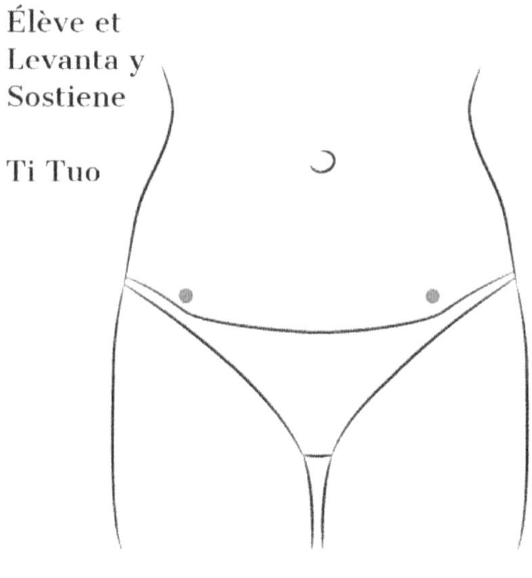

Ti Tuo – Levanta y Sostiene

Ubicado 4 cun lateral a la línea del medio, al nivel de Ren 4, que está 3 cun abajo del ombligo.

Funciones y uso común

Este punto se usa para el prolapso de útero y la menstruación dolorosa. En muchos casos son necesarias las hierbas chinas para fortalecer el cuerpo. El prolapso es causado por la fatiga en la mayoría de los casos. Se proporcionan hierbas tónicas energéticas para restaurar los niveles de energía.

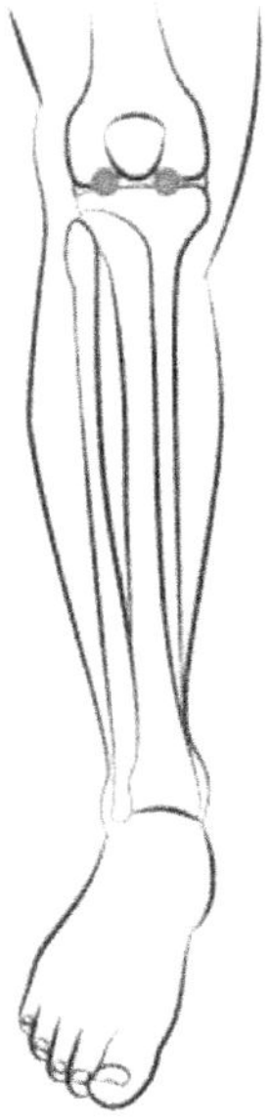

Xi Yan – Ojos de la Rodilla

Dos puntos en ambos lados del ligamento patelar. Ubicado en los ojos de la rodilla, que se ubican por la rótula.

Funciones y uso común

Trata el dolor en la articulación de la rodilla, dificultad para mover la rodilla y rodillas débiles. Comúnmente, este punto se combina con otros puntos alrededor de la articulación de la rodilla, como He Ding, E 34, E 36, B 9 y B 10.

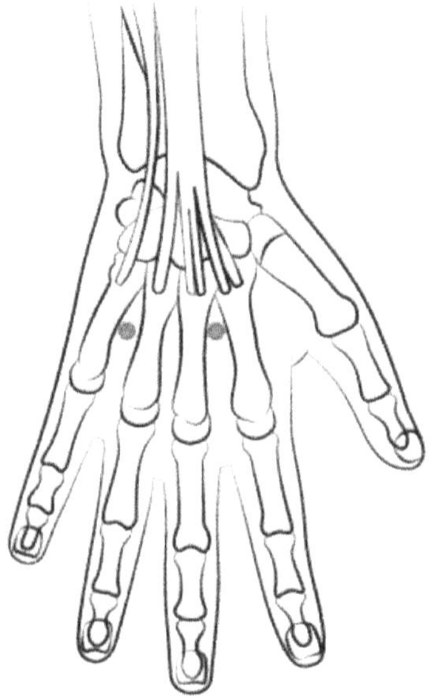

Yao Tong Xue – Puntos del Dolor Lumbar

En la parte superior de la mano, entre los huesos segundo y tercero de la mano, y entre los huesos cuarto y quinto de la mano. Hay dos puntos en cada mano.

Funciones y uso común

Se usa para el dolor en la espalda baja.

Yao Yan – Ojos del Lumbar

En la depresión 3.5 cun lateral al borde inferior de la vértebra lumbar 4.

Funciones y uso común

Se usa para tratar el dolor de la espalda baja y fortalecer los riñones.

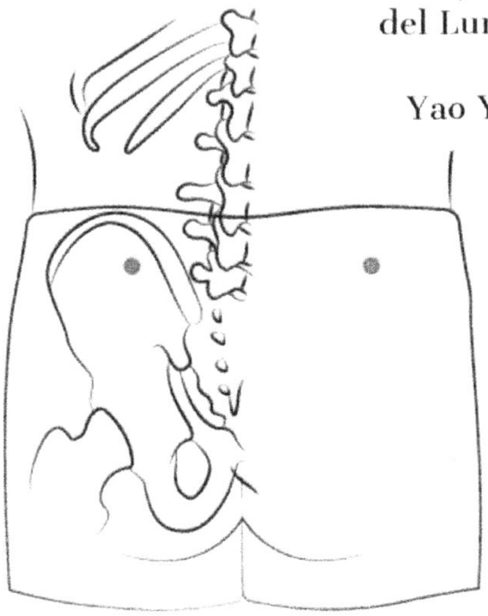

Ojos
del Lumbar

Yao Yan

Sala de la
Impresión

Yin Tang

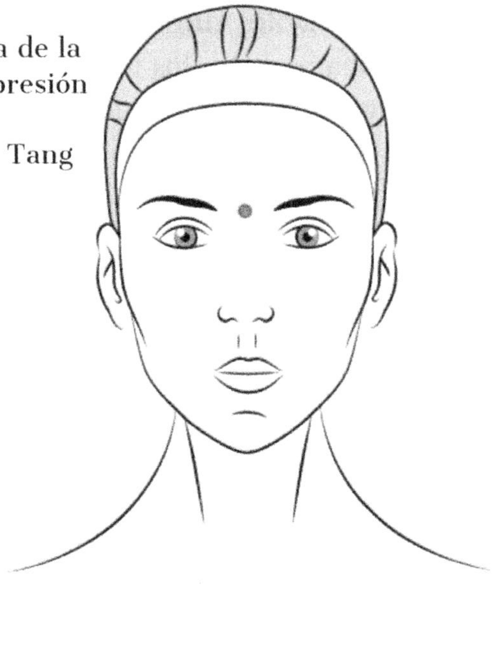

Yin Tang – Sala de la Impresión, o Puerta del Espíritu

A medio camino entre los extremos mediales de las dos cejas.

Funciones y uso común

Calma la mente, beneficia la nariz, trata el insomnio y la congestión nasal. Este punto es muy efectivo para tratar el insomnio porque es muy calmante.

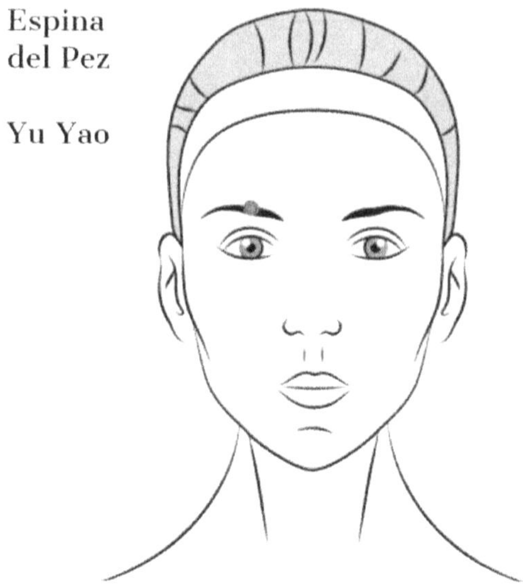

Yu Yao – Espina del Pez

En la mitad de la ceja.

Funciones y uso común

Beneficia los ojos. Se puede usar para el dolor de ojos y párpados caídos. La acupuntura es muy efectiva para relajar los músculos tensos de la cara que causan arrugar.

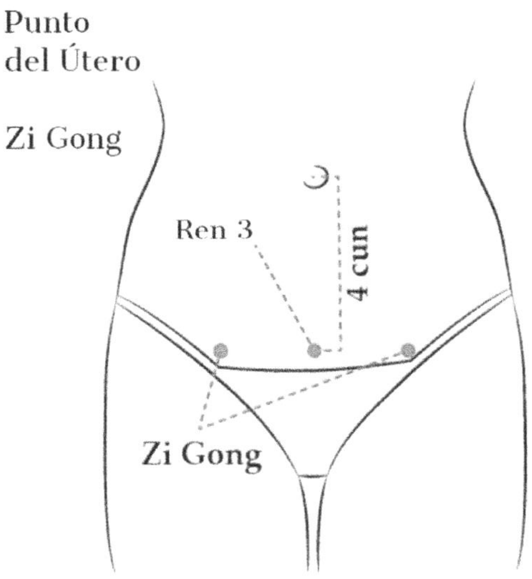

Zi Gong – Punto del Útero, o Palacio del Niño

Tres cun lateral a Ren 3. Ubicado 4 cun debajo del ombligo y 1 cun arriba del hueso púbico.

Funciones y uso común

Zi Gong regula la menstruación. Trata el prolapso del útero, infertilidad y sangramiento uterino anormal. Este punto se usa mucho para tratar la infertilidad. Mejora el flujo sanguíneo en la pelvis, e incluso se ha demostrado que desbloquea las trompas de Falopio en algunos casos.

Cómo la acupuntura mejora la fertilidad

- Restaura el flujo sanguíneo saludable en la pelvis
- Mejora los Riñones, que es la forma en que la medicina china trata los desequilibrios hormonales
- Regula el Hígado, el cual regula las hormonas
- Restaura la salud en general, lo cual es necesario para una fertilidad saludable

La acupuntura y la medicina herbal china se deben aplicar tanto en la mujer como en el hombre. La acupuntura restaura la salud, no trata la infertilidad como una entidad separada. Restaura la salud, para que tu cuerpo pueda funcionar normalmente. Algunos patrones comunes que se ven en pacientes con infertilidad son:

- Estancamiento del Qi del Hígado
- Deficiencia en el Riñón
- Estancamiento de la sangre

Además de ayudar a mejorar las probabilidades de concepción, la acupuntura también se puede usar para mejorar la salud de la madre durante el embarazo. Si la madre se hace acupuntura durante el embarazo, su bebé será, a menudo, muy calmado. La acupuntura trata y calma al bebé a medida que trata a la madre. Estos bebés son llamados *Bebés de Acupuntura*. Es bien conocido que los *Bebés de Acupuntura* son muy calmados y lloran menos que otros bebés.

Recursos

Usé múltiples fuentes para las imágenes de este libro. Revisé varios libros y elegí las ubicaciones y funciones más comúnmente usadas de cada punto.

Un manual de acupuntura de Peter Deadman, Mazin Al-Khafaji y Kevin Baker. Este es el libro que los estudiantes de acupuntura usan para aprender las ubicaciones de los puntos.

Acupuncture Points Images and Functions, de Arnie Lade. Este libro no tiene todos los puntos y no tiene imágenes de los puntos. Es una referencia extremadamente buena para una amplia gama de funciones de puntos.

Acupuncture A Comprehensive Text, Universidad de Medicina Tradicional China de Shanghái, de John O'Connor y Dan Bensky. La mayoría de los acupunturistas se refieren a este libro simplemente como el "Libro Shanghái". Es un libro de consulta para muchos estudiantes de acupuntura.

Los fundamentos de la medicina china de Giovanni Maciocia. Este es el libro para el primer año de los estudiantes de acupuntura. Explica el diagnóstico de la medicina china y la teoría de la medicina china.

La práctica de la medicina china de Giovanni Maciocia. Este es el libro para el segundo año de los estudiantes de acupuntura. Se explican decenas de enfermedades en términos de la medicina china. Explica cómo diagnosticar y tratar enfermedades, qué puntos de acupuntura usar y qué fórmulas herbales usar.

Índice

Sobre la autora

Deborah Bleecker es una acupunturista certificada y tiene una Maestría en Ciencias en Medicina Oriental. Un título en Medicina Oriental es una combinación de acupuntura y medicina herbal china. Este es un sistema de medicina completo que ha sido usado por miles de años.

Sufrió una lesión en su trabajo en 1994 y vivió con dolor crónico hasta que decidió buscaría por sí misma respuestas a sus problemas de salud. Los médicos le dijeron que su dolor era incurable, pero logró recuperarse con la ayuda de la acupuntura y las hierbas chinas.

Puede ser contactada a través de deborahbleecker@gmail.com.

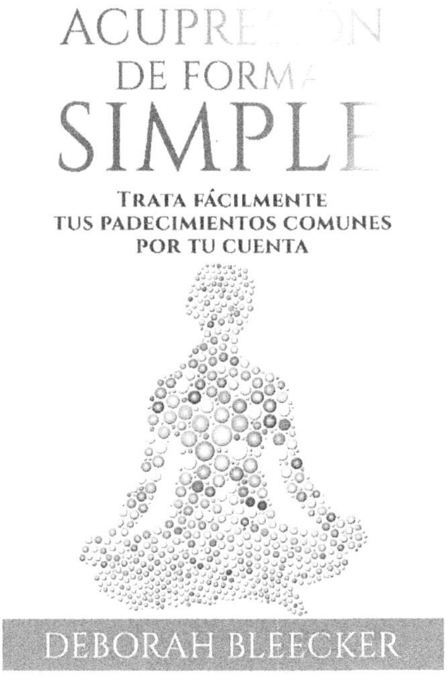

Aprende a utilizar los puntos de acupresión más efectivos para resolver tus problemas de salud. La acupresión es una forma efectiva de tratar muchos problemas de salud. ¿Qué puntos de acupuntura son más efectivos cuando se usan para la acupresión? ¿Cómo trata los puntos para obtener los resultados que necesita?

La acupresión puede ser fácil de aprender y fácil de aplicar. No se necesitan herramientas especiales para usar la acupresión. Todo lo que necesita hacer es presionar en cada punto durante cinco a diez minutos. Cada punto tiene múltiples funciones y es fácil de localizar y tratar.

Made in the USA
Monee, IL
05 November 2026

67385043R10144